몸과 마음이 무너져가는 당신을 위한
자율신경계 사용설명서

몸과 마음이 무너져가는 당신을 위한
자율신경계 사용설명서

초판 1쇄 인쇄 _ 2026년 1월 15일
초판 1쇄 발행 _ 2026년 1월 20일

지은이 _ 김찬

펴낸곳 _ 바이북스
펴낸이 _ 윤옥초
책임 편집 _ 김태윤
책임 디자인 _ 이민영
책임 영상 _ 유명주

ISBN _ 979-11-5877-401-1 03510

등록 _ 2005. 7. 12 | 제 313-2005-000148호

서울시 영등포구 선유로49길 23 아이에스비즈타워2차 1005호
편집 02)333-0812 | **마케팅** 02)333-9918 | **팩스** 02)333-9960
이메일 bybooks85@gmail.com
블로그 https://blog.naver.com/bybooks85

책값은 뒤표지에 있습니다.

책으로 독자의 성장을 돕고 아름다운 세상을 만듭니다. — 바이북스

미래를 함께 꿈꿀 작가님의 참신한 아이디어나 원고를 기다립니다.
이메일로 접수한 원고는 검토 후 연락드리겠습니다.

몸과 마음이 무너져가는 당신을 위한

자율신경계 사용설명서

김찬 지음

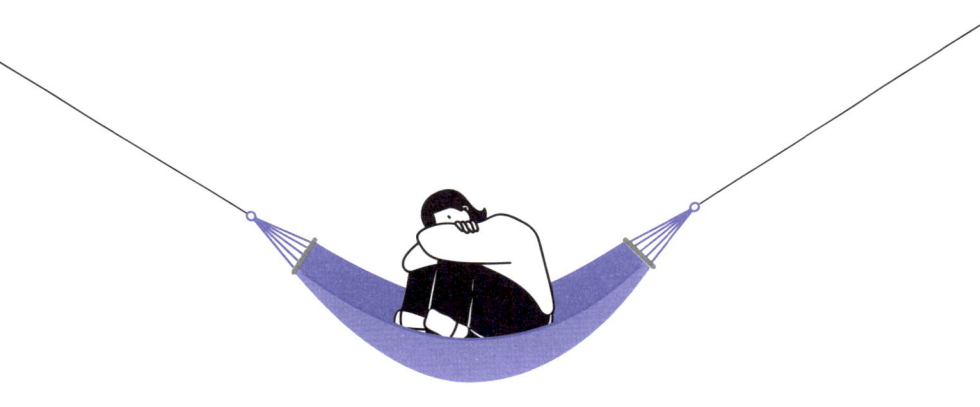

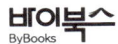

프롤로그

몸과 마음의 균형을 잃은 당신에게
당신의 아픔은 결코 사소하지 않습니다

안녕하세요? 이 말은 저마다 다른 의미로 다가올 것입니다. 오늘도 만나는 사람에게 반가운 마음으로, 혹은 아무 생각 없이도 건네는 인사말이기도 합니다. 국어사전에 기재된 안녕安寧이란 "아무 탈 없이 편안함"을 뜻합니다. 저의 진료실을 들어오는 환자들은 대부분 안녕하지 못한 상태로 진료실 문을 두드립니다. 그럼에도 저는 늘 환자분들에게 진심을 담아 안부를 묻습니다. 언젠가 그들이 진정 안녕해지기를 바라는 마음으로 말이죠.

지금 이 책을 집어 든 당신은 안녕하신가요? 이 순간에도 몸과 마음의 고통에 시달리고 있지는 않으신가요? 혹시 주변에서 "너무 예민해서 그래", "좀 긍정적으로 생각해봐"라며 당신의 괴로움을 가볍게 넘기진 않았나요?

저는 자율신경계 이상과 동반되는 증상들을 주로 치료하는 한의사입니다. 저를 찾는 많은 분들이 증상은 있지만 MRI, CT 등 각종 검사에서도 특별한 이상이 발견되지 않아 답답한 마음을 가지고 찾아오십니다. 주변에서도 "별거 아니니 마음 편히 가져"라는 말을 보태기도 하고요. 하지만 그런 말은 오히려 "내 아픔은 아무도 몰라주는구나"라는 깊은 외로움만 안겨줄 뿐입니다.

   자율신경계 이상으로 오는 질환들의 가장 큰 특징은 몸의 증상과 마음의 증상이 함께 온다는 점입니다. 겉으로 드러나는 증상 뒤에는 대부분 숨겨진 마음의 상처가 자리 잡고 있습니다. 하루 종일 가시지 않는 이유 없는 불안, 한밤중 문득 엄습하는 극심한 공포, 커다란 마음의 짐을 어깨에 짊어진 듯한 두통과 목 통증, 가슴이 꽉 막힌 듯한 답답함, 배터리가 방전된 것처럼 무기력하고 무겁게 가라앉는 몸, 봄볕을 쬐어도 차갑기만 한 손발… 당신을 옭아매고 있는 그 모든 증상들이 일상을 잠식해 가고 있음을 저는 압니다.

하지만 그것은 단순히 당신이 예민해서가 아닙니다. 오랜 시간 쌓인 육체적 정신적 부담으로 몸과 마음의 균형이 깨지고 자율신경계의 기능이 이상을 보이고 있어서입니다.

이런 아픔을 가진 환자분들을 많이 진료해온 한의사로서, 저는 당신에게 진심을 담아 이 말을 전하고 싶습니다. 당신의 아픔은 결코 사소하지 않습니다. 아마도 그 아픔들은 그동안 당신이 얼마나 치열하게 살아왔는지를 보여주는 증거일지도 모릅니다. 동시에 이제는 당신 자신을 좀 더 돌볼 때라는 것을 알리기 위해 몸이 보내는 신호이기도 합니다.

지금의 고통이 영원할 것 같겠지만, 절대 그렇지 않습니다. 또한 결코 이유 없이 아픈 것이 아니라 실체가 명확합니다. 충분히 치료할 수 있고, 지금부터 돌보면 됩니다. 이 책이 당신이 잃어버린 몸과 마음의 균형을 되찾는 길잡이가 되기를 바랍니다. 복잡하게 얽힌 자율신경계의 세계를 이해하기 쉽게 풀어내고, 한의학의 오래된 지혜와 최신 뇌과학의 성과를 두루 담아 자율신경계를 다스리는 실질적인 방법들을 알려드릴 것입니다. 작은 습관의 변화와 실천들이 모여 이전의 건강한 삶으로 돌아갈 수 있습니다. 이 책이 그 여정에 당신과 함께하겠습니다.

진심으로 당신의 안녕을 기원하며

어느 봄날 저녁 부산의 진료실에서

차례

프롤로그 몸과 마음의 균형을 잃은 당신에게
당신의 아픔은 결코 사소하지 않습니다 • 4

제1부
몸과 마음을 잇는 숨은 신호, 자율신경계

몸과 마음의 연결고리, 자율신경계란? • 14
신경계는 어떻게 구성되어 있을까? • 14 자율신경계의 두 얼굴, 교감신경과 부교감신경 • 16 자율신경계가 흔들리면 우리 몸과 마음이 동시에 불편해진다 • 19

검사상 이상은 없다는데요. • 21
정밀검사 결과가 정상인데도 일상생활이 불가능할 정도로 괴롭다면? • 21 자율신경계 이상은 눈에 보이지 않는다 • 22 자율신경계 이상의 진단이 어려운 이유 • 24 건강과 질병 사이, 미병 • 26

심신일여心身一如: 몸의 건강과 마음의 건강은 다르지 않다 • 30
몸은 마음의 거울 • 30 스트레스는 우리 몸을 전투모드로 만든다 • 32 장과 뇌의 연락망, 장-뇌 축 • 34 마음의 상태와 면역력 • 35 호르몬과 신경전달물질, 감정을 전달하는 전령 • 36 마음을 다스리는 한의학 • 37

제2부

몸과 마음의 불협화음, 증상으로 말하다

자율신경실조증 검사상 이상이 없다는데 왜 이렇게 여기저기 불편할까요? • 40

온몸에 울려 퍼지는 불협화음, 자율신경실조증 • 40 스트레스에 대한 신체의 반응 3단계 • 42 자율신경계가 보내는 SOS 신호 • 52

불안, 심리

공황장애 갑자기 세상이 무너진 것처럼 두렵다면? • 54

✓ 증상과 원인 죽을 것 같은 두려움이 나타나는 공황발작과 공황장애란? • 56 공황발작은 화재경보가 오작동하는 것과 비슷하다 • 57 나의 몸 상태와 질환에 대한 이해가 중요하다 • 61 자율신경계 균형과 신체 건강 상태의 개선이 중요 • 63 스트레스와 불안에 대처하는 자신만의 무기가 있어야 한다 • 65

✓ 실천해보기 편안한 숨과 심장, 마음을 위한 마음챙김 명상 • 66

따라해보기 • 73

불안장애 사소한 모든 것이 걱정되고 불안하다면? • 75

✓ 증상과 원인 불안의 실체를 파악해야 한다 • 75 불안을 일으키는 두 가지 경로 • 76 대뇌 피질 – 골똘히 생각하며 발생하는 불안 • 78 편도체 – 본능이 먼저 반응하는 불안 • 79 "뭐가 그렇게 불안해? 마음을 굳게 가지면 되지!"라고 하면 안 되는 이유 • 83 겁이 많던 나의 조상 덕분에 오늘의 내가 있다 • 84 머릿속의 과민한 경보장치를 다시 프로그래밍하려면 • 85

✓ 실천해보기 불안 다스리기 3단계 훈련 • 89

따라해보기 • 97

소화, 배설

기능성 소화불량, 담적 음식뿐만 아니라 마음도 속이 더부룩하게 한다면 • 99

✓ 증상과 원인 온몸에 증상이 나타나는 만성적인 소화불량인 담적 • 101 스트레스가 소화기에 미치는 영향 • 103 소화기의 변화가 뇌에 미치는 영향 • 106 뇌와 장은 하나로 연결되어 있다 • 108 마음과 장의 연결고리를 찾아서 • 109 편안한 위와 마음을 위한 작은 실천 • 112

✓ 실천해보기 마인드풀 이팅 • 114

따라해보기 • 118

과민성대장증후군 조금만 신경 써도 장이 민감해지고 불편하다면? • 120

✓ 증상과 원인 몸과 마음에 모두 악영향을 끼치는 과민성대장증후군 • 121 과민성대장증후군은 장이 아니라 자율신경의 문제이다 • 122 과민성대장증후군IBS의 본질 • 124 과민한 뇌, 예민한 장 • 126

✓ 실천해보기 부글거리는 배를 진정하기 위한 저포드맵 식단과 식단일기 • 129

과민성 방광 소변이 마려워 잠도 못 자고 차도 오래 못 탄다면? • 136

✓ 증상과 원인 과민성 방광의 3대 증상 • 138 방광에는 문제가 없다는데… • 138 과민성 방광의 정의 • 140 자율신경실조가 있을 때 방광 기능의 변화 • 140 과민성 방광 환자들의 심리적 상태 • 145 자율신경계 균형 회복을 위한 노력 • 146

✓ 실천해보기 민감한 방광을 잠재우기 위한 생활관리 • 148

두통, 어지러움

긴장성 두통 머리가 하루 종일 무겁고 지끈거려서 힘들다면? • 156

✓ 증상과 원인 머리를 쥐어짜는 보이지 않는 손: 자율신경계와 긴장성두통 • 161 자율신경계 이상과 다양한 두통들 • 163 '잘 해내야 한다'는 생각을 내려놓기 어려운 사람들 • 165 머리와 어깨의 무거운 짐을 내려놓으려면 • 166

✓ 실천해보기 떨쳐내려면 달려야 한다. 유산소 운동의 중요성 • 168

어지러움 어지러울 때마다 일상생활을 못할 정도로 불안하다면? • 174
✓ 증상과 원인) 자율신경계가 흔드는 우리 몸의 균형 • 176 마음의 풍랑이 일으키는 어지러움, 심인성 어지럼증 • 177 어지러움이 일으키는 불안함 • 180 어지럼증에 대한 통합적 시각 • 183
✓ 실천해보기) 흔들리는 몸과 마음의 균형잡기 • 185

불면, 피로

불면증 아무리 자려고 해도 시간만 계속 지나간다면? • 189
✓ 증상과 원인) 삶의 질을 크게 떨어뜨리는 불면증 • 191 불면증의 다양한 얼굴들 • 192 과도한 각성, 쉽게 쉬지 못하는 마음 • 194 내 몸의 시계가 고장났을 때 • 197 수면을 되찾고 시간의 질서를 바로잡으려면 • 199
✓ 실천해보기) 수면위생 • 204 수면 전 긴장을 풀어주는 점진적 근육이완법 • 207

만성피로, 브레인포그 머리가 멍하고 손 하나 까딱할 수 없을 정도로 지쳤다면? • 211
✓ 증상과 원인) 만성피로 증후군에 대한 오해와 위험성 • 213 만성피로의 다양한 원인들 • 214 만성피로증후군 진단기준(미국질병통제예방센터) • 216 엑셀과 브레이크가 모두 고장난 자동차 • 218 한의학에서 바라본 만성피로 • 223 누구보다 치열하게 살아왔기에 • 226
✓ 실천해보기) 움직임과 멈춤의 조화, 걷기 • 229

에필로그 내 몸과 마음을 이해할 수 있게 된 시간
　　　　　당신은 반드시 지금보다 나아질 수 있습니다 • 237
참고 문헌 • 241

제1부

몸과 마음을 잇는 숨은 신호, 자율신경계

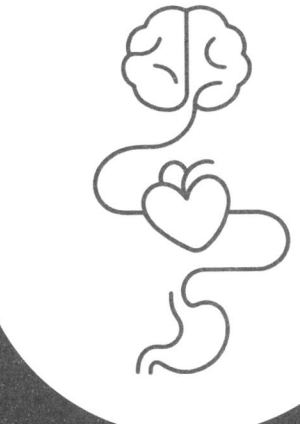

몸과 마음의 연결고리,
자율신경계란?

　자율신경계는 우리 몸의 자동 조종 장치와 같다. 의식하지 않아도 심장 박동, 호흡, 소화기의 운동, 땀 분비 등 전신의 활동을 알아서 조절하는 게 바로 자율신경계의 역할이다. 자율신경은 교감신경과 부교감신경, 두 갈래로 나뉘어 서로 균형을 이룬다. 이 둘을 잘 기억해두자. 교감신경과 부교감신경은 이 책에서 계속해서 이야기할 주인공이다.

신경계는 어떻게 구성되어 있을까?

　주인공에 대해 자세히 이야기하기 전에 앞서, 우리 몸의 신경계가 어떻게 구성되어 있는지 전체적으로 한번 알아보자. 우리 몸의 신경계는 크게 중추신경계와 말초신경계로 나뉜다. 중추신경계는 뇌와 척수로 구성되어 있다. 뇌는 온갖 정보를 처리하고 의사결정을 내린다. 척수는 뇌에서 내린 명령을 몸 구석구석으로 전달하는 통로 역할을 한다. 말초신경계는 중추신경계와 몸의 각 기관을 연결하는 전선과 같다. 말초신경계는 다시 체성신경계와 자율신경계 두 가지로 나뉜다.

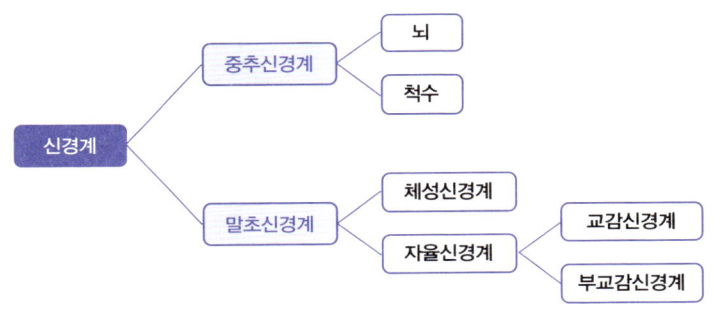

체성신경계와 자율신경계의 가장 큰 차이는 내가 스스로의 의지로 제어를 할 수 있는지 여부다. 예를 들어 팔을 움직여야겠다고 생각을 하면, 운동신경을 통해 흥분을 전달하고 근육을 움직일 수 있다. 이는 체성신경계의 역할이다. 이처럼 체성신경계는 스스로의 의지로 제어를 할 수 있다.

반면에 자율신경계는 체성신경계와 달리 자신의 의지로 제어할 수 없는 체계이다. 그래서 자율신경계는 우리 몸속에서 온종일 쉬지 않고 일하는 자동조정장치라고 할 수 있다. 밥을 먹고 나서 소화를 시키기 위해 "위장을 움직여야겠다"라고 생각하고 의식적으로 움직이지 않는다. 이처럼 우리가 의식하지 않아도 심장박동, 호흡, 소화 등 인체의 중요한 기능을 조절하는 자동 조절 장치이다. 마치 열심히 움직이는 자동화된 공장의 컨트롤타워 같다.

그런데 자율신경계는 단순히 몸의 기능만 관장하는 게 아니다. 우리가 스트레스를 받거나 감정의 기복을 겪을 때도 자율신경계는 민감하게 반응하며 우리 몸에 신호를 보낸다. 이렇듯 자율신경계는 몸과 마음을 연결하는 중요한 다리 역할을 하고 있다.

어려운 말들이 많이 나왔으니 다시 간단히 정리를 해보겠다. 우리 몸의 신경계는 중추신경계(뇌,척수)와 말초신경계로 나뉘어지고, 말초신경계는 중추신경계와 몸의 각 기관을 연결하는 역할을 한다. 말초신경계는 사람이 의지를 가지고 제어할 수 있는 체성신경계와, 스스로 의지를 가지고 조절할 수 없으며 저절로 조절되는 자율신경계로 나뉜다.

자율신경계가 이 책에서 다룰 주인공이고 자율신경계는 교감신경과 부교감신경으로 구성되고, 둘은 서로 반대되는 역할을 한다.

자, 그럼 자율신경계의 역할에 대해 좀 더 자세히 알아보자.

자율신경계의 두 얼굴, 교감신경과 부교감신경

우리 몸 구석구석을 조절하는 자율신경계, 이 안에는 서로 상반된 역할을 하는 두 신경이 있다. 교감신경과 부교감신경이다.

교감신경은 우리 몸이 위기상황에 대응할 수 있도록 각성시키는 역할을 한다. 마치 액셀러레이터 같다. 교감신경이 활성화되면 심장박동이 빨라지고, 호흡이 가빠지며, 동공이 확장되고, 근육에 힘이 잔뜩 들어간다. 스트레스를 받거나 위험을 느낄 때 우리 몸이 보이는 반응들이다. 그래서 교감신경에 의한 반응을 투쟁-도피반응 fight or flight 이라고 부른다. 싸우거나 도망갈 때처럼 긴장되고 위급한 상황이라는 뜻이다.

반면 부교감신경은 몸의 에너지를 비축하고 휴식을 취하게 하는 쪽이다. 브레이크 역할이랄까. 부교감신경이 우세해지면 심장박동이 느려지고, 소화기관의 활동이 활발해지고 몸이 이완된다. 식사 후 졸음이 쏟아지는 이유가 바로 부교감신경 덕분이다. 그래서 부교감신경에 의한 반응을 휴식-소화반응 rest and digest 이라고 부른다.

이 교감신경과 부교감신경, 상반된 역할을 하지만 어느 한쪽이 더 좋거나 중요한 건 아니다. 밥을 먹을 때, 휴식하고 몸을 이완할 때 부교감신경이 활성화돼야 한다. 위험한 상황에 처했을 때, 운동을 하거나 어느 정도의 긴장이 필요할 땐 교감신경이 우세해져야 한다. 이처럼 상황에 따라 적절한 균형을 이뤄야 우리 몸이 건강하게 유지될 수 있다.

그런데 문제는 현대인들이 만성 스트레스에 시달리면서 이 교감-부교감신경의 균형이 무너지기 쉽다는 것이다. 예를 들어 스트레스의 초기반응에는 교감신경이 과도하게 활성화된 채로 있게 된다. 가만히 있을 때도 전투 준비모드인 것처럼 심장이 쿵쾅거리고, 감각이 예민하게 곤두서고, 근육에 힘을 잔뜩 주게 되고, 소화기능을 억제하며 온몸에 비상이 걸린 것처럼 느껴진다.

이런 상태가 지속되면 온몸의 기능이 떨어질 수밖에 없다. 소화는 잘 안 되고, 두통에 시달리고, 집중력이나 기억력도 저하된다. 게다가 감각이 예민하게 활성화된 상태에서는 작은 스트레스나 자극에도 크게 반응하게 된다. 그래서 별것 아닌 일에도 불안해지고 초조해지는 것이다. 심할 경우 공황발작을 겪기도 하고.

교감신경 VS 부교감신경

투쟁 도피반응	휴식 소화반응
긴장, 위급 상황에 몸이 빠르게 반응	편안한 환경에서 몸을 안정시키고 회복
대사 증진, 에너지 소모	대사 저하, 에너지 회복
심박수 증가, 심장 수축력 증가	심박수 감소, 심장 수축력 감소
기관지 확장, 호흡 횟수 증가	기관지 수축, 호흡 횟수 감소
소화 억제, 위액 분비 감소	소화 촉진, 위액 분비 증가
글리코겐 분해 촉진, 혈당 상승	글리코겐 합성 촉진, 혈당 저하
방광 이완, 배뇨 억제	방광 수축, 배뇨 촉진
동공 확대	동공 축소
땀 분비 촉진	땀 분비 억제
침 분비 억제	침 분비 촉진
근육으로 혈류 증가, 근육 긴장 증가	근육으로 혈류 감소, 근육 이완
생존에 긴급히 필요하지 않은 소화기, 피부 등 비필수 장기로의 혈류 감소	비필수 장기로의 혈류 증가, 소화, 휴식, 회복을 하도록 도움

자율신경계가 흔들리면
우리 몸과 마음이 동시에 불편해진다

사실 자율신경계의 문제는 단순히 몸의 증상에서 그치지 않는다. 뇌의 변연계라는 부위는 감정을 관장하는데, 이 변연계와 자율신경계는 서로 긴밀하게 영향을 주고받는다. 그래서 자율신경계의 불균형은 곧잘 우울, 불안 같은 정서적 문제로 이어지기도 한다. 그래서 스트레스와 이로 인한 감정변화가 자율신경계의 균형을 깨는 원인이 되기도 하고, 자율신경계의 불균형 상태가 이런 감정적, 정서적 문제를 심화시키는 악순환 상태를 만들기도 한다.

실제로 자율신경계 이상으로 고생하는 분들 대부분이 이런 정신적 증상과 신체화 증상을 함께 겪는다. 예를 들면 일상의 긴장과 불안, 스트레스에 쉽게 압도되며 교감신경이 과활성화되면서 가슴 두근거림, 소화불량, 불면, 통증과 같은 증상이 심해지는 식이다. 그러면서 신체 증상으로 인해 건강에 대한 막연한 불안감이 더 커진다. 그 불안함 때문에 또 교감신경이 항진되고, 다시 신체증상이 악화되는 악순환의 고리에 빠지게 되는 것이다.

또 반대로 신체의 에너지 대사가 저하되고 체력이 고갈되어 부교감신경이 과도하게 우세해진 사람은 지속적인 우울함, 무기력함, 슬픈 감정을 더 느낀다. 이런 우울감, 무기력함은 신체 활동을 더 저하시키고 몸과 마음을 점차 가라앉게 만든다.

사람의 몸과 마음은 따로 놀 수 없다. 서로가 서로에게 영향을 주고받게 된다. 우울하면 면역력도 떨어지고, 아플 때는 마음도 축 처진다는 걸 우리는 일상에서 늘 경험해서 알고 있다. 이 둘을 연결하는 중요한 다리가 바로 자율신경계이다. 건강한 삶, 균형 잡힌 몸과 마음을 위해서는 자율신경계의 안정과 균형이 무엇보다 중요하다. 내 몸과 마음의 균형을 되찾는 일, 바로 자율신경계와 친해지는 것에서부터 시작된다.

이 책에서는 그동안 난해하게만 느껴졌던 자율신경계의 세계를 알기 쉽게 안내해 드릴 것이다. 불균형을 바로잡는 생활 속 실천법부터 한의학의 지혜까지. 함께 우리 몸과 마음의 연결고리를 관리하는 법을 배워보자.

검사상 이상은 없다는데요…

**정밀검사 결과가 정상인데도
일상생활이 불가능할 정도로 괴롭다면?**

"증상은 이렇게 심한데, 정밀검사에서는 이상이 없다고 하니 막막하기만 해요."

내 진료실을 찾으시는 많은 분들이 하소연하시는 말씀이다. 가슴이 두근거리고 철렁 내려앉는 느낌에 밤잠을 설치셨다는 분, 소화가 안 되어 음식을 삼키기조차 괴롭다고 하신 분, 온종일 피로감에 시달려 일상생활이 어려웠다는 분… 이 모든 분들에게는 공통점이 있다. 바로 대학병원 신경과, 소화기내과, 심장내과 등을 전전했지만 MRI, CT, 내시경, 심전도 등 각종 검사에서 '정상'판정을 받았다는 거다. 의사들은 "신경성이니 마음을 편히 가지세요, 스트레스 받지 마세요"라며 말했다고 한다.

우리 한의원에 내원하시는 분들 중 두통이나 어지러움으로 내원하신 분들의 상당수가 MRI나 CT를 찍었는데 이상이 없다는 소견을 듣고 온다. 급격히 불안감을 느끼면서 호흡이 맞는 듯이 괴롭고, 심장이 터질 듯이 빠르게 뛰는 증상으로 응급실에 가는 게 몇 번이나 반복되어, 간호사와 안면을 트게 될 정도인데도 검사상으로는 아무 이상이 없었다고 하신 분도 있다.

만성적인 소화불량으로 음식만 먹으면 명치와 가슴이 답답하여 머리까지 아픈 분들도 있다. 이런 증상으로 사회생활까지 지장을 겪을 정도인데도, 내시경상 아무 이상이 없거나, 증상과 무관한 미약한 병변만 있는 분들이 많았다. 온몸에 아픈 곳이 수십 군데라서 잠을 못 잘 정도인데, 검사상 아무 이상이 없어 마치 꾀병을 보는 듯한 의사의 따가운 눈빛을 느꼈다고 했던 분도 있다.

내 눈에 비친 그분들은 스트레스, 긴장, 불안, 우울 같은 정서적 증상과 동반되는 다양한 신체 증상들로 일상이 무너질 정도로 괴로워 보이셨다. 도대체 왜 검사상으로는 이상이 없다는 걸까? 그 해답은 바로 '자율신경계' 안에 있다.

자율신경계 이상은 눈에 보이지 않는다

자율신경계의 기능 이상은 말 그대로 기능적인 문제이다. 컴퓨

터로 치자면 하드웨어가 고장나거나 부서진 게 아니라 소프트웨어적인 문제라고 할 수 있다. 신체적 증상이 있을 때 CT, MRI, 초음파, 내시경 등 육안으로 검사결과를 확인할 수 있는 검사가 우리에겐 더 익숙하지만 자율신경계 이상은 장기에 육안으로 식별할 만한 변화를 일으키지 않는다. 그래서 CT나 MRI 같은 영상의학검사에서는 이상 소견이 잘 나타나지 않는 것이다. 컴퓨터에 소프트웨어가 고장났는데 현미경으로 들여다봐서 이상을 찾을 수 있을까?

자율신경계 기능을 수치로 평가하는 대표적인 검사는 HRV Heart Rate Variability - 심박변이도 검사라고 한다. 심장 박동 사이 간격의 변동을 분석하는 검사다. 컴퓨터 프로그램을 이용해 쉽고 빠르게 자율신경계의 상태를 가늠해볼 수 있다. 건강할 때는 심장박동 간격에 변동성이 있는데 자율신경계의 기능이 떨어질수록 그 변동성이 줄어든다.

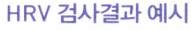

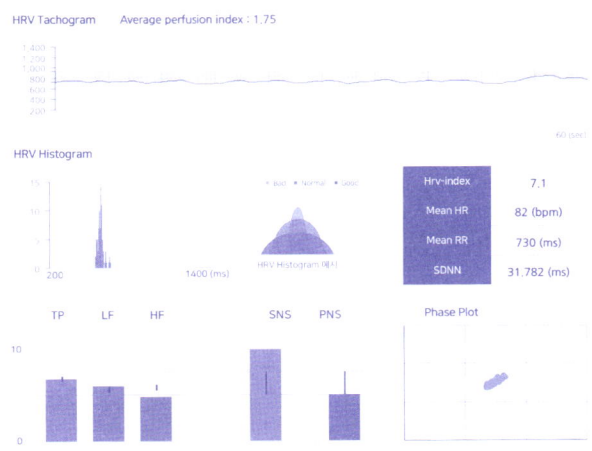

하지만 HRV 검사 역시 정확도가 개인차가 크고 컨디션에 따라서 수치의 변동도 큰 편이다. 그래서 자율신경계 이상을 파악하기 위해서는 HRV 검사뿐만 아니라 신체의 전신적인 증상들을 하나하나 꼼꼼히 살펴보아야 한다. 물론 장기에 기질적 이상이 있어서 생기는 증상들은 아닌지 감별도 필요하다.

자율신경계는 우리 몸 구석구석에 그물망처럼 퍼져 온몸의 기능을 조절하고 있다. 만약 이 섬세한 그물망에 혼선이 일어나면, 어떤 일이 벌어질까? 심장이 쿵쾅거리고, 가슴이 답답하고, 소화가 잘 안 되고, 속이 더부룩하고, 머리가 지끈거리고, 어지럽고, 숨쉬기가 힘들어지는 등 다양한 증상이 나타날 수 있겠다. 병원을 찾아가 검사를 해봐도 이렇다 할 이상은 없다는 말만 돌아온다.

내가 이런 분들에게 드릴 수 있는 한 가지 위로는, 현대에는 이런 상황을 겪고 있는 분들이 아주 많다는 점이다. 이런 괴로움을 겪고 계신 여러분에게 자신 있게 말씀드린다. 이는 단순히 꾀병 혹은 심리적으로 예민해서 생기는 병이 아니다. 분명한 원인이 있고 당신의 고통도 실재하는 것이다. 다만 자율신경계의 이상이라는 기능적인 문제이기 때문에 일반적인 검사로는 잡아내기 어려운 것뿐이다.

자율신경계 이상의 진단이 어려운 이유

진단이 어려운 것은 무엇보다 이 병의 증상들이 굉장히 주관적이고 비특이적이라는 게 큰 이유이다. 소화불량, 어지럼증, 가슴 두근거림 같은 증상들은 너무 흔해서 다른 질병에서도 쉽게 볼 수 있으니까. 그래서 의사 선생님들이 이것저것 검사를 해봐도 딱히 이상 소견이 나오지 않는 경우가 많다. 게다가 증상의 정도와 양상이 객관적 수치로 나타나기도 어렵다.

그렇다고 해서 진단이 불가능한 건 아니다. 다만 조금 더 세심한 접근이 필요할 뿐이다. 먼저 다른 기질적 질환들의 가능성을 체크하여 배제하고, 한 분 한 분의 증상과 병력을 꼼꼼히 듣고 분석하는 과정이 중요하다.

반대로 자율신경실조 증상인 줄 알았는데 심장, 뇌, 소화기 등에 실제로 기질적 질환이 있을 수도 있다. 따라서 다양한 검사를 통해 이런 질병들을 먼저 배제하는 과정은 필수적이고도 의미 있는 절차라고 할 수 있다. 기질적 문제가 원인이 아님을 확인한 후에야 비로소 자율신경계 기능 이상을 진단할 수 있게 되는 것이다. 물론 이런 과정을 거친 후에도 명확한 진단에 이르기까지는 세심한 관찰과 소통이 필요하다. 각종 검사를 참고하되, 수치에 매몰되기보다는 환자가 호소하는 증상 자체에 더 귀 기울여야 한다.

건강과 질병 사이, 미병未病

> **黃帝內經 四氣調神大論**
> 是故聖人不治已病, 治未病, 不治已亂 治未亂 此之謂也.
> 夫病已成而後藥之, 亂已成而後治之, 譬猶渴而穿井, 鬪而鑄兵, 不亦晚乎

그러므로 뛰어난 의사는 질병이 생긴 후에 치료하지 않고, 질병이 생기기 전에(미병 상태에) 치료한다. 어지러워진 후에 다스리지 않고, 어지러워지기 전에 다스린다. 질병이 이미 자리를 잡은 후에 약을 쓰는 것과 이미 혼란스러운 상태에서 다스리는 것은 비유해서 말하자면 마치 목이 마를 때 우물을 파는 것과 전쟁이 일어났는데 그때야 무기를 만드는 것과 같다. 어찌 늦지 않겠는가?

    자율신경계 이상은 영상 검사 등에서 기질적인 문제는 없는데 기능적인 문제만 있는 상태라고 했다.
    한의학에서는 오래전부터 건강과 질병의 연속성에 주목했다. 건강과 질병, 그 사이에 있는 상태를 미병(未病)이라고 부른다. 건강한 상태는 아니지만, 아직 본격적인 병이 되지는 않은 상태라는 뜻이다. 건강하다가 어느 날 갑자기 큰 병에 걸리는 게 아니라, 그 사이에는 반드시 미병의 과정이 있다고 보는 거다. 그래서 한의사들은 단순히 질병만 치료하는 게 아니라, 미병 상태를 예리하게 포착해 몸의 균형을 되찾아주는 데 힘쓴다.

　한의학적 치료를 생각하면 흔히들 몸을 본다, 몸을 건강하게 한다라는 개념을 떠올리는 것도 이런 이유이다. 검사상 이상, 기질적 이상을 중요시하는 서양의학과 달리, 한의학에선 검사상 이상이 없어도 불편감이 있다면 적극적인 치료의 대상으로 본다. 치료가 필요한 대상으로 보는 범주가 더 넓은 것이다. 한의학에서는 오래전부터 신체 전신 상태를 관찰하고, 이런 상태를 세분화하여 분류하고 디테일하게 치료를 해 왔다.

　최근에는 양의학에서도 이런 상태를 적극적으로 진단, 관리, 치료하려는 노력이 계속되고 있다. 이 책에서 다루고 있는 만성피로증후군, 기능성 소화불량, 과민성대장증후군, 일차성 두통 같은 질환들은 검사상 이상 소견이 없으므로 이전에는 질병으로 잘 여겨지지 않았으나 점차 적극적인 치료와 관리의 대상이 되고 있다.

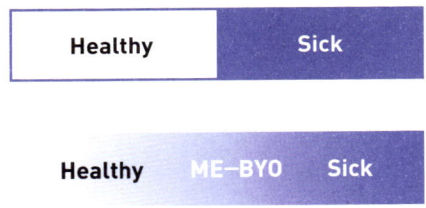

　기존의 건강/질병 개념은 검사상 이상을 기준으로 불연속적으로 구분되는 것이었다. (위의 그림 건강 - 질병)

하지만 최근의 의학적 흐름은 질병과 건강의 개념은 이분법적으로 갈라지는 것이 아니라 연속적이며, 명확한 질병으로 발전하지 않았어도 환자에게 기능적 이상이 있고 불편함을 느낀다면 치료의 대상으로 삼아야 한다는 입장에 가까워지고 있다.(건강-미병-질병) 이는 한의학에서의 미병 개념과 유사하다.

자율신경계 이상도 이런 미병 상태에서 시작한다고 볼 수 있다. 겉으로 드러나는 장기나 신체의 기질적 질환이 아직 나타나기 전에도, 만성 스트레스로 인해 자율신경의 균형이 서서히 무너지면서 온몸에 불편한 증상들이 나타나는 것이다. 이런 상태가 오래 방치되면 나중에는 실제 심각한 기질적 질환으로 발전할 수도 있다. 실제로 여러 연구들이 자율신경계 이상을 가진 사람이 뇌졸중, 심혈관계 질환 같은 질환의 발생 위험률이 높다고 보고하고 있다. 자율신경계 기능 검사를 통해 심장병이나 뇌졸중 등의 발생 위험을 평가하기도 한다. 따라서 그런 병으로 발전하기 전에 미묘한 변화를 감지하고 자율신경계의 밸런스를 바로잡아 줄 때, 비로소 몸과 마음의 건강을 되찾고 질병을 예방할 수 있다.

이 책에서도 이런 미병 상태와 자율신경계의 이상을 다스리는 다양한 방법들을 만나보실 수 있다. 생활습관부터 마음 다스리는 법, 명상, 호흡, 식이, 운동요법, 한의학적 치료에 이르기까지 말이다.

지금 불편을 겪고 계실 당신에게 이 책이 조그마한 도움이라도 줄 수 있는 실천적인 지혜가 될 수 있기를 바란다. 또한 지금 겪고 있는 아픔이 단순히 괴롭기만 한 시간이 아니라 그동안 지친 나의 몸과 마음을 들여다보고 스스로 돌볼 수 있는 기회가 되기를 바란다.

심신일여 心身一如,
몸의 건강과 마음의 건강은 다르지 않다

몸은 마음의 거울

"내 마음이 아프니까 몸도 아픈 것 같아요."

얼마 전 진료실을 찾아오신 한 50대 여성분의 말씀이다. 극심한 어지러움과 메스꺼움으로 일상생활이 어려웠던 분이었다. 이분도 여러 증상으로 각종 정밀검사를 받았지만 별다른 이상이 없었다. 우리 한의원에 내원하셔서 진행한 맥파와 자율신경계 검사, 뇌파와 스트레스 검사에서 스트레스와 긴장도 수치가 높게 나왔고, 심리검사에서 불안, 우울 수치가 높게 나타났다.

환자분은 힘없이 말씀하셨다. "사실 저는 몸이 아파서 마음이 힘든 게 아니라, 마음이 너무 힘들어서 몸에 이상이 생긴 것 같아요."

나는 그 말에 깊이 공감했다. 사실 몸과 마음은 서로 떼려 해도 뗄 수 없는 관계이다. 우울하면 몸이 처지고, 화가 나면 가슴이 답답하고, 불안하면 속이 울렁거리는 것처럼.

이런 모습은 심신일여心身一如, 즉 몸과 마음의 건강은 다르지 않다는 한의학의 오랜 통찰을 떠올리게 한다. 한의학에서는 몸의 건강과 마음의 건강, 정서적 상태가 밀접한 관계를 맺으며 서로 상호작용한다고 보고, 이를 치료에서도 아주 중요시한다.

또한 환자의 상태를 파악하고 변증(증상들의 집합을 유형별로 분류하는 한의학적 진단과정)할 때, 신체적 증상과 정서적 증상을 모두 진단의 중요한 단서로 삼는다. 예를 들어 머리가 아프다, 가슴이 두근거린다와 같은 신체적 증상과, 슬픈 마음이 든다, 억울한 느낌이 든다, 잘 놀란다와 같은 정신적 증상들을 본질적으로 다르지 않은 하나하나의 증상으로 본다는 것이다. 몸과 마음의 상호작용을 일찍이 간파한 선조들의 지혜에 놀라지 않을 수 없다.

사실 자율신경계 이상으로 내원하시는 많은 분이 이와 비슷한 양상을 보인다. 예를 들어 심장이 두근거리고, 소화가 잘 안 되고, 어지러움이 심하다고 호소하시는 분들은 신체 증상 못지않게 불안, 우울, 예민함 같은 정서적 증상도 함께 호소하시는 경우가 많다.

몸의 증상과 정서적인 증상이 함께 나타나는 이유, 몸의 건강과 마음의 건강이 상호작용하며 서로 영향을 준다는 증거는 이미 여러 과학적 연구로 밝혀졌다.

스트레스는 우리 몸을 전투모드로 만든다

　스트레스 상황에서 우리 몸은 교감신경의 활성을 일으킨다. 교감신경은 심장 박동을 빠르게 하고 근육에 많은 혈액을 보내 싸울 준비를 한다. 소화나 면역 기능은 뒷전으로 미뤄진다. 앞서 이를 투쟁-도피반응이라고 했다. 우리 몸을 전투모드로 만드는 것과 비슷하다. 이는 교감신경계의 과도한 활성화 때문이다. 그런데 스트레스 상황이 지속되고 이런 상태가 지속되면 심신의 균형이 깨질 수밖에 없다. 자율신경계는 우리 몸의 기능을 조절할 뿐만 아니라, 뇌의 변연계와도 밀접하게 연결되어 있다. 변연계는 감정 반응을 만들어 내는 뇌 영역이다. 그래서 자율신경계의 불균형은 신체증상과 함께 정서 변화로도 나타난다. 신체적 정신적 증상이 서로 영향을 주고받는 악순환에 빠지는 것이다.

　또한 스트레스 상황에서는 교감신경계의 활성화와 더불어, HPA 축 Hypothalamic-Pituitary-Adrenal Axis, 시상하부－뇌하수체－부신 축이라고 하는 신경내분비계도 활성화된다. HPA축은 간단히 얘기하면 스트레스 상황에서 우리 몸이 대처하도록 돕는 시스템이라고 생각하면 된다. 시상하부, 뇌하수체, 부신으로 구성됐다. 이 경로를 통해 스트레스 호르몬인 코티솔이 분비된다. 코티솔은 스트레스 상황에서 즉각적인 에너지 공급을 위해 혈당을 상승시키고, 단백질과 지방을 분해하여 에너지원으로 사용하게 만든다. 또한, 염증 반응을 억제하고 면역 기능을 조절하는 역할을 한다. 하지만 만성적인 스트레스로 인해 코티솔이 과다 분비되거나 분비 리듬이 불안정해지면 면역력 저하, 고혈압, 체지방 축적 등 여러 건강 문제를 야기할 수 있다.

스트레스로 인한 투쟁-도피반응이 나타날 때 교감신경계의 활성화와 HPA 축의 활성화가 함께 나타난다. 위기상황을 감지하면 뇌의 시상하부hypothalamus가 먼저 반응한다.

- **즉각적인 반응** – 교감신경계: 시상하부는 교감신경계sympathetic nervous system를 활성화시킨다. 이는 몸 전체에 경보 신호를 보내는 것과 같다. 부신 수질adrenal medulla이 활성화되어 노르에피네프린과 에피네프린을 혈류로 분비한다. 이로 인해 심박동이 빨라지고, 호흡이 가빠지며, 근육이 긴장되는 등 신체 변화가 나타난다.
- **지속적인 반응** – HPA축: 시상하부가 CRF부신피질자극호르몬 방출인자를 분비한다. 이는 뇌하수체pituitary gland를 자극해 ACTH부신피질자극호르몬를 분비하게 한다. ACTH는 혈류를 타고 부신으로 가서 코티솔을 포함한 여러 종류의 부신피질호르몬들을 분비하게 한다.
- **이로 인한 전신반응** – 동공이 커진다. 호흡이 빨라져 산소 공급이 증가한다. 심장이 빠르게 뛴다. 근육이 긴장되어 행동 준비를 한다. 간에서 글리코겐을 분해하여 에너지원인 포도당이 방출된다. 소화가 늦춰지고 방광이 이완되어 불필요한 기능을 줄인다. 몸의 털이 곤두선다.

이렇듯 교감신경계와 HPA축의 지속적인 과활성화는 우리 몸과 마음의 균형을 깨트린다. 마치 싸울 준비를 하고 있는 사람처럼 계속해서 온몸에 힘을 꽉 주고 있다면 얼마나 힘들고 빨리 지칠까? 그래서 스트레스 관리란 결국 '몸에 힘을 빼는 연습'과 같다. 몸을 이완하고 부교감신경을 활성화하면서 균형을 맞춰 가는 것이다. 심호흡, 명상, 요가, 산책 같은 이완 요법이 대표적이다. 이 책을 통해서도 하나씩 자세히 설명을 풀어나가 보겠다.

장과 뇌의 연락망, 장-뇌 축 gut-brain axis

장-뇌 축 gut-brain axis 또한 신체 소화기의 건강과 정신 뇌의 건강이 상호작용하는 근거라고 할 수 있다. 불안이나 긴장 등 스트레스 반응이 자율신경계를 통하여 위장의 운동에 영향을 미치는 것은 오래전부터 잘 알려져 있었고 우리들 모두가 경험적으로도 아는 것이다. 스트레스 받으면 소화가 안 된다든지, 긴장하거나 불안하면 화장실을 가고 싶거나 하듯이 말이다. 최근에는 스트레스 반응이 단순히 장의 기능뿐만 아니라 장에 살고 있는 미생물들에까지 영향을 주는 것이 연구를 통해 밝혀지기도 했다. 스트레스가 일시적인 위장관의 문제가 아니라 장내 미생물의 변화를 통해 지속적인 문제를 일으킬 수도 있다는 것이다.

또한 단순히 스트레스로 인해 뇌 → 장의 방향으로만 신호가 전달되는 것이 아니라, 장의 문제가 뇌의 기능에도 영향을 주는 장 → 뇌 축에 대한 연구도 활발히 이루어지고 있다. 장 기능의 이상과 장내 미생물의 변화가 멀리 떨어진 뇌에 직접적인 영향을 준다는 이론이다. 장내 미생물들이 생산하는 물질들이 뇌로 전달되어 신경전달물질의 생성에 영향을 주고, 면역계를 자극하고 조절하는 기전을 통해서 뇌기능에 영향을 주기도 한다. 이렇게 뇌와 장은 하나의 방향으로 전달되는 체계가 아니라 서로가 영향을 받는 쌍방향 전달체계이다.

정서적으로 안정될 때 장-뇌 축 역시 균형을 이루어 소화 기능이 원활하게 작동한다. 반대로, 올바른 식습관과 생활습관으로 장 건강이 잘 유지되면 장내 미생물 균형이 안정되고, 이는 신경전달물질 조절에 기여하여 불안과 우울을 예방하고 정서적 안정에도 도움을 준다.

마음의 상태와 면역력

면역계에서도 몸과 마음의 상호작용을 관찰할 수 있다. 염증은 우리 몸의 방어 작용이지만, 과도할 땐 오히려 독이 된다. 그래서 만성 염증은 각종 질환의 원인이 되곤 한다. 그런데 흥미롭게도 염증과 우울증 사이에도 연관성이 있다. 염증성 사이토카인이 뇌의 신경전달물질 대사에 영향을 줄 수 있다는 것이다. 실제로 류마티스 관절염, 다발성 경화증, 염증성 장질환, 루푸스 등 만성 염증성 질환 환자에서 우울증 유병률이 높게 나타난다. 최근 연구들은 이런 질환에서 나타나는 염증 반응들이 우울증의 발병과 연관이 있다고 보고하고 있다.

몸의 염증 정도가 스트레스 대처 능력에도 영향을 준다니 놀라운 사실이다. 재밌는 점은 장내 미생물도 면역계를 통해 기분에 관여한다는 점이다. 장내 미생물 균형이 잘 유지될수록 스트레스에 잘 대처하고 긍정적 정서를 유지하는 데 도움이 된다고 할 수도 있겠다.

또한 스트레스가 적고 정서적으로 안정될 때 면역계의 활동도 안정되므로 감기 등 병원체에 대한 저항력도 강해진다. 어릴 적, 체력이 약한 편이셨던 우리 어머니는 아버지의 출장 등으로 몇일 간 떨어져 지내실 때면 유달리 쉽게 감기에 걸리셨다. 마음의 안정상태가 면역력에도 영향을 주어서 그랬을지도 모르겠다.

호르몬과 신경전달물질, 감정을 전달하는 전령

앞서 살펴본 것처럼 자율신경계와 장-뇌 축은 신체와 정서의 균형을 조율한다. 그런데 그 과정에서 중요한 역할을 하는 것이 바로 호르몬과 신경전달물질이다. 호르몬은 온몸을 누비며 장기간의 소통을 이끄는 메신저 역할을 한다고 할 수 있다. 감정의 기복에도 호르몬이 깊이 관여한다. 대표적인 게 위에서 언급한 스트레스 호르몬 코티솔이다. 적당한 코티솔은 에너지를 공급하고 염증반응을 조절하지만, 만성 스트레스로 과다 분비되면 오히려 면역계를 억제한다. 기분에도 부정적 영향을 준다.

세로토닌과 도파민은 대표적인 신경전달물질이면서, 말초에서는 호르몬처럼 전신에 작용하기도 한다. 세로토닌은 주로 신경전달물질로 작용하여 행복감과 안정감을 주는 역할을 하며, 부족하면 불안과 우울이 생길 수 있다. 또한, 소화관에서 생산되어 호르몬으로도 작용한다. 도파민은 주로 뇌에서 쾌감과 의욕을 관장하는 신경전달물질로 작용하며, 분비가 줄어들면 무기력해지고 통증 조절에도 악영향을 줄 수 있다.

여성호르몬인 에스트로겐도 기분에 크게 영향을 준다. 에스트로겐은 뇌의 감정 조절 부위에 직접 작용하여 불안과 우울 증상을 완화한다. 갱년기 여성이 큰 감정 기복을 겪고, 우울증 위험이 높은 이유 중 하나이다. 남성호르몬인 테스토스테론 역시 감정 기복과 연관되어 있으며, 낮은 수준의 테스토스테론은 우울감과 관련될 수 있다. 호르몬의 섬세한 균형이 심신의 안정을 좌우한다고 할 수 있다.

마음을 다스리는 한의학

실제로 한의학의 처방들을 살펴보면 이런 심신일여의 원리가 녹

아있다. 예를 들어 귀비탕, 가미온담탕, 반하후박탕과 같은 한약 처방은 각각 기력저하, 소화불량, 목의 이물감 등의 신체적 증상을 개선하기 위해서 처방하기도 하지만 우울감과 슬픈 기분, 불안감과 잘 놀라는 정신상태, 화병과 분노 등의 정신적 증상을 치료하기 위해 처방되기도 한다. 똑같은 약이 어떤 사람에게는 소화불량을 개선하기 위해, 어떤 사람에게는 우울증이나 화병과 같은 정신적 증상을 개선하기 위해 처방되는 점이 재밌다. 신체적 증상과 정신적 증상을 구분하지 않고 같은 선상으로 바라보고, 서로가 상호작용하므로 균형을 맞춰줘야 하는 대상으로 봤다고 할 수 있겠다. 몸의 병을 마음의 병과 별개로 보지 않고, 신체와 정신을 연결된 하나로 인식하는 것이 한의학적 관점이다. 이런 전일적全一的 시각은 현대 의학의 연구 성과에서도 힘을 얻고 있고, 점점 강조되고 있다. 뇌과학, 신경생리학 등 여러 분야에서 몸과 마음의 상호작용을 밝혀내고 있기 때문이다.

제2부

몸과 마음의 불협화음, 증상으로 말하다

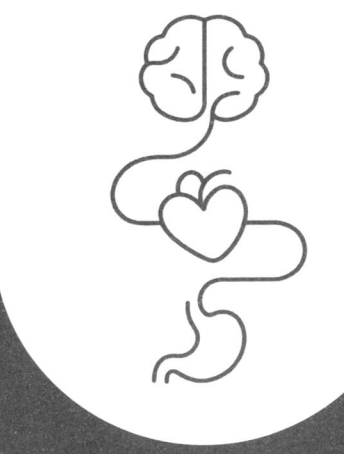

자율신경실조증

 검사상 이상이 없다는데 왜 이렇게
여기저기 불편할까요?

온몸에 울려 퍼지는 불협화음, 자율신경실조증

피아노 건반을 누르면 아름다운 선율이 흐른다. 하지만 건반이 오랫동안 조율되지 않은 상태면 어떨까? 악보대로 정확하게 건반을 눌러도 상황에 맞지 않게 정상보다 높거나 낮은 소리가 날 것이다. 연주자가 의도한 멜로디와 화음이 나오지 않고 듣기 힘든 불협화음만 가득할 것이다. 우리 몸도 이와 비슷하다. 자율신경계라는 섬세한 조율 장치가 제 기능을 하지 못하면, 온몸에 불협화음이 울려 퍼지기 시작한다. 이런 상태를 자율신경실조증(자율신경 기능 이상)이라고 한다.

이 책에서 앞으로도 여러 질환을 다룰 것인데, 이는 모두 자율신경계의 기능 이상이 동반되어 나타난다. 자율신경계가 전신의 다양한 부분의 기능을 조절하므로 이상이 나타났을 때 일어날 수 있는

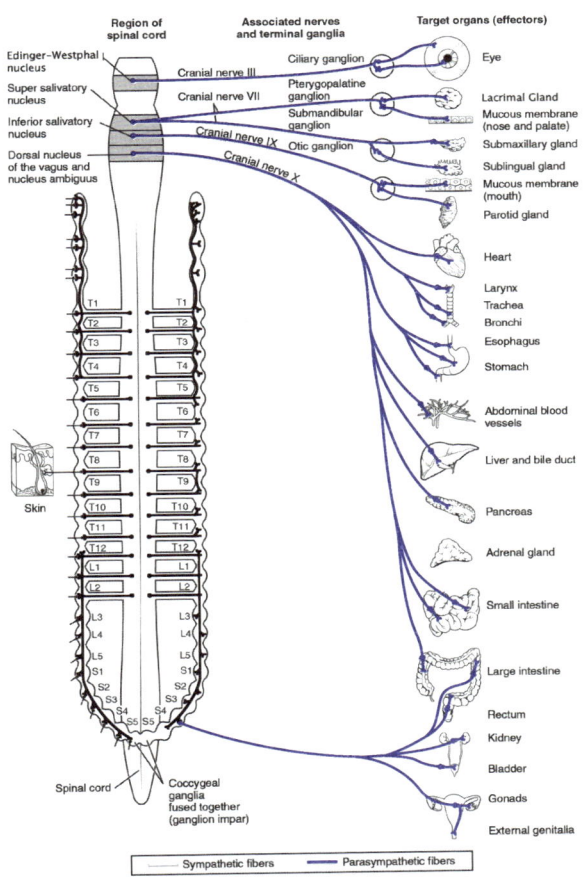

증상도 아주 다양하다. 앞으로 다룰 공황장애, 불안장애, 기능성 소화불량, 과민성대장증후군, 과민성 방광, 긴장성 두통, 어지러움, 불면증, 만성 피로, 브레인포그 같은 질환들은 자율신경 기능 이상의 다양한 얼굴들이라고 할 수 있다. 여기선 우선 자율신경실조가 어떤 식으로 진행이 되는지, 어떤 원리로 이런 다양한 증상들을 일으킬 수 있는지 종합적으로 이야기해보려고 한다.

스트레스에 대한 신체의 반응 3단계

스트레스 연구의 선구자라고 불리는 한스 셀리에는, 스트레스에 대한 인체의 변화를 체계적으로 연구했다. 그의 일반적응증후군 GAS 이론에 따르면, 우리 몸은 스트레스에 단계적으로 반응한다고 본다. 자율신경계 역시 만성 스트레스에 장기간 노출되면서 점진적인 변화를 겪게 된다. 처음에는 경고 반응을 보이다가, 저항 단계를 거쳐 결국 소진에 이른다. 예를 들어 초기의 경고 단계에서 스트레스에 대한 대처가 충분하거나 적응에 성공한다면 별문제가 없이 정상 상태로 돌아가겠지만, 지속적인 스트레스가 가해지고 이에 대한 신체적, 정신적, 사회적 대처가 부족하다면 다음 단계로 진행되며 몸과 마음의 균형이 조금씩 무너질 것이다. 이 단계에 따라서 자율신경계의 반응이 어떻게 달라지는지 알아보겠다.

한스 셀리에가 제시한 일반적응증후군은 스트레스에 대한 신체의 반응 단계를 세 가지로 나누어 설명한다. 세로축은 스트레스 저항력 Stress resistance, 가로축은 시간의 경과이다. 스트레스 상황이 발생한 후 신체의 반응은 경고 반응 단계에서 저항 단계로 넘어가고, 마지막으로 소진 단계에 이르게 된다.

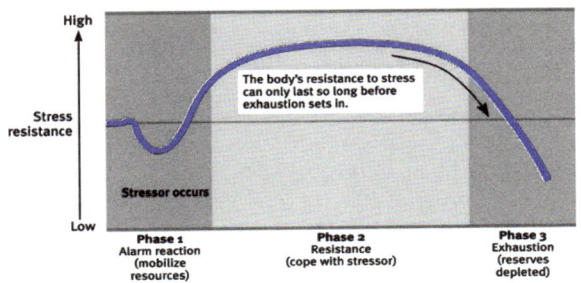

그래프의 곡선은 스트레스에 대한 저항력이 경고 반응 단계에서 급격히 증가했다가 저항 단계에서 유지되며, 결국 소진 단계에서 급격히 감소하는 과정을 보여준다.

1. 경고 반응 Alarm Reaction 단계 – 긴장하는 자율신경계

갑작스러운 스트레스에 자율신경계는 즉각 반응한다. 교감신경은 활성화되어 심장 박동을 빠르게 하고, 호흡을 가쁘게 만든다. 에너지 동원을 위해 간에서 혈당을 풀어내고, 근육으로 혈액을 몰아준다. '싸우든지, 도망가든지 fight or flight' 할 준비를 한다고 볼 수 있다.

반면 소화, 이완, 휴식 같은 비필수적 기능은 억제된다. 부교감신경의 활동이 상대적으로 억제되는 것이다. 이런 변화는 단기적으론 우리 몸을 보호하고 외부 상황에 적응하기 위한 반응이라고 할 수 있다. 하지만 만성 스트레스 속에선 오히려 독이 된다. 한의학적으론 이런 상태를 간기울결肝氣鬱結, 기체증氣滯證 등으로 표현한다. 스트레스 등 정서적 문제로 인해 신체적 긴장도가 올라가고, 순환이 저하되며, 감각이 예민해진 상태를 나타난다.

"잘 긴장하고 손발이 금방 차가워져요."
"속이 더부룩하고 소화가 잘 안 돼요."
"감각이 평소보다 예민해지는 것 같아요."
"자그마한 소리나 자극에도 쉽게 놀라요."

이런 식으로 호소하시는 경우가 많다. 이런 분들에게 자율신경계 검사를 해보면, 증상이 경미하고 일시적인 경우에는 수치가 정상으로 나타나기도 하고, 교감신경이 상대적으로 약간 항진되어 있는 형태로 나타나기도 한다. 하지만 전체적인 자율신경계의 활성도는 정상으로 나온다.

스트레스에 의해 경고단계의 반응이 나타나는 환자의 자율신경 검사 결과 사진이다. 전체적인 활성도, 교감신경, 부교감신경의 활성도가 모두 정상인데, 교감신경LF과 부교감신경HF의 약간의 불균형만 있다. 신경이 다소 예민해지고 가벼운 신체증상이 나타난다.

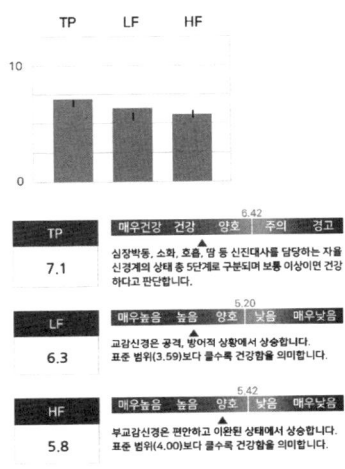

TP Total power는 전체적인 자율신경계의 활성도를 나타낸다. 정상 범위이다. 교감신경도의 활성도를 나타내는 LF Low frequency는 약간 높고, 부교감신경도의 활성도를 나타내는 HF High frequency는 상대적으로 조금 낮다. 교감신경 우위의 약간의 불균형이 있지만, 전반적인 자율신경계의 활성도는 정상이라고 할 수 있다.

이는 전형적인 스트레스 반응의 초기에 해당한다. 이런 경우에는 치료도 비교적 쉽다. 위의 환자분도 최근 스트레스를 많이 받으며 신경이 예민해지고 두근거림 등의 증상이 나타나서 내원하셨는데, 일상생활에는 아직 큰 지장이 없고 증상이 발생한 기간도 얼마 되지 않은 경우이다. 이 정도 증상에는 검사상 정상으로 나오는 경우도 많다.

2. 저항Resistance 단계 – 버티는 자율신경계

스트레스가 지속되면 자율신경계는 이에 계속 저항하려 애쓴다. 교감신경이 흥분한 상태로 오래 있으려 노력한다. 혈압은 높은 상태로, 호흡은 빠른 채로 유지한다. 각성 상태를 계속 끌어올리려는 것이다.

동시에 시상하부-뇌하수체-부신 축HPA axis을 통해 스트레스 호르몬인 코티솔 분비가 증가한다. 코티솔은 단기적으로는 에너지를 동원하고 염증을 억제해 우리 몸이 위기에 대응하도록 돕지만, 분비가 장기간 지속되면 면역 기능 저하, 혈압 상승, 체지방 축적 같은 부정적 변화를 일으킬 수 있다. 또한 해마의 위축과 같은 뇌 구조 변화와 함께 단기 기억력 저하, 집중력 감소가 나타나기도 한다.

이때부턴 자율신경계 이상의 증상이 두드러지고, 지속적으로 나타나기 시작한다. 앞서 경고반응에서는 좀 더 일시적이고 단편적인 증상들이었다면, 저항 단계부터는 수면 장애, 소화불량, 복통, 두통, 어지러움, 가슴 두근거림 같은 불편한 신호들이 곳곳에서 울려 퍼진다. 정서적으로 예민해지고 불안감에 시달리기도 한다. 몸과 마음의 불협화음이 점점 커지는 것이다. 스트레스에 대한 민감성이 커지니, 이전이라면 쉽게 넘길 만한 일들에도 감정적으로 더 동요하게 되기도 한다.

"놀라거나 하지 않았는데도 심장이 이유 없이 빠르게 뛰어요."
"생각을 멈출 수가 없어 각성 상태로 밤을 지새워요."

"숨을 쉬는 것이 불편하고 답답해요."
"신경이 곤두서고 금방 폭발할 것처럼 화가 나요."
"머리나 얼굴, 가슴으로 열이 나고 붉어져요."
"두통, 어지러움, 이명 등이 있어요."

이런 형태로 호소하시는 경우가 많다. 물론 개인의 체질에 따라 개인차가 큰데, 주로 교감신경의 지속적인 항진으로 혈압, 맥박수, 호흡이 빨라지는 형태가 특징적이다. 한의학에서는 이를 열熱의 형태로 묘사한다. 간화상염肝火上炎, 심화상염心火上炎 등의 병증에서 나타나는 증상과 신체적 정신적 상태가 이와 유사하다.

이런 분들에게 자율신경계 검사를 해보면 교감신경과 부교감신경의 불균형이 아주 뚜렷하고, 특히 교감신경이 과도하게 항진된 모습을 나타낸다.

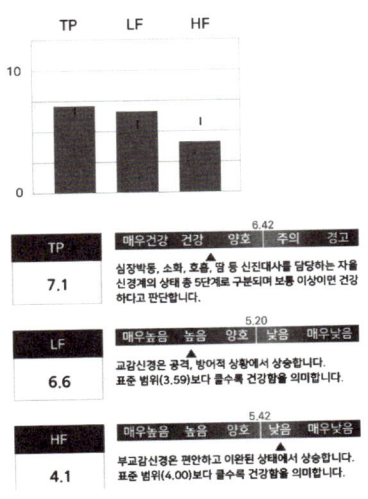

제2부 몸과 마음의 불협화음, 증상으로 말하다

스트레스에 의해 저항단계의 반응이 나타나는 환자의 자율신경 검사 결과이다. 교감신경과 부교감신경의 불균형이 뚜렷하게 나타난다. 신체적 증상(두근거림, 호흡 불편, 소화장애 등)과 정서 반응(불안, 우울, 신경예민)이 모두 심하게 나타나는 상태이다.

사진상에서 교감신경의 활성도를 나타내는 LF는 많이 높고, 부교감신경의 활성도를 나타내는 HF는 낮은 전형적인 상태를 보여준다. 앞선 경우보다 교감신경과 부교감신경의 불균형이 더 심해진 상태다.

위 검사 결과의 환자분은 공황장애 환자셨다. 갑작스럽게 공황발작이 나타날 때면 급격하게 불안과 공포감이 커지면서 숨이 잘 안 쉬어지는 느낌이 나타난다고 하셨다. 심장이나 뇌의 검사를 충분히 거쳤는데 이상이 없었다고 하셨다. 평소에도 불안, 초조함과 함께 다양한 신체 증상이 동반됐다. 발작이 또 나타날까 봐 걱정하는 예기불안이 심해 외출하는 것이 꺼려진다고 하셨고, 잠도 자기가 힘들어서 치료받으러 오셨다.

3. 소진Exhaustion 단계 – 무너지는 자율신경계

만성 스트레스에 지속 노출되면 자율신경계는 결국 저항을 포기한다. 자율신경계의 전반적인 활성도가 떨어지기 시작한다. 신경전달물질, 호르몬 분비에도 혼선이 빚어진다. 우리 몸의 자동 조절 장치의 연료가 고갈된 것에 비유할 수 있겠다.

소진 단계에선 만성 피로와 무기력이 좀 더 두드러진다. 잠을 자도 개운치 않고 무기력함이 깊어진다. 소화 기능, 면역력은 바닥을 치고, 만성 통증에 시달리기도 한다. 기억력 감퇴, 집중력 저하, 머리가 멍한 느낌이 드는 브레인포그Brain fog 증상도 두드러진다. 감정 기복은 더 심해지고 우울감이 깊어질 수 있다.

스트레스에 대한 반응은 에너지를 많이 쓴다. 앞서 경고-저항 단계를 거치며 우리 몸은 스트레스에 대항하려 애를 쓰고, 많은 체력과 에너지를 소모한다. 하지만 우리가 가진 에너지는 유한하다. 에너지를 쥐어짜서 환경에 적응하려고 노력하지만, 결국엔 에너지는 고갈되고 진이 빠진다.

또한 이 단계에선 질병에도 취약해진다. 가볍게는 감기부터 심각하게는 뇌졸중이나 심혈관계 질환까지 발병률이 높아진다. 면역력이 저하되고 세포의 노화도 빨라져서 노년기 질환의 위험도 높아진다. 소진된 자율신경계가 더는 우리 몸을 지켜내지 못하게 되는 거다.

이런 상태의 환자분들은 주로 아래와 같은 증상을 호소하시는 경우가 많다.

"의욕이 없어요. 아무것도 하고 싶지 않아요."
"스트레스를 받아도 화를 낼 힘조차 없는 기분이에요."
"머리가 멍해요. 아무 생각이 나지 않아요."
"울적해요. 작은 일에도 눈물이 나요."
"만성피로가 심해요. 하루 종일 누워 있어도 피곤함이 가시지 않아요."

"면역력이 떨어진 것 같아요. 감기에 자주 걸려요."

이런 분들은 자율신경계 검사를 했을 때, 교감신경과 부교감신경의 활성도가 모두 낮다.

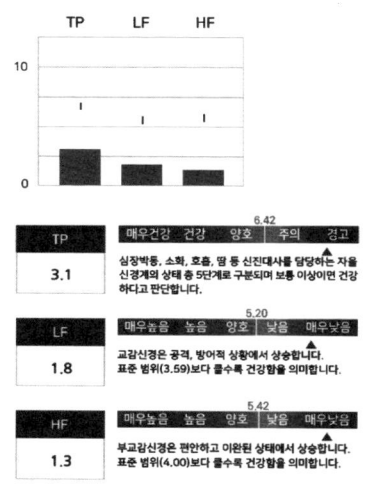

스트레스에 의해 소진단계의 반응이 나타나는 환자의 자율신경 검사 결과이다. 자율신경계의 전체적인 활성도, 교감신경과 부교감신경의 활성도가 모두 낮은 상태다. 평상시에는 극도의 무기력함을 호소하여 정상적인 사회 활동이 어려운 상태이고, 기억력, 인지력, 집중력이 모두 저하되어 멍한 느낌을 호소한다. 하지만 스트레스에 대한 민감성은 여전해서, 무기력하게 있다가도 스트레스 자극이 있을 때는 급격한 신체적 정신적 증상을 동반한다.

사진 상에서 봤을 때 전체 자율신경계 활성도를 나타내는 TP, 교감신경의 활성도를 나타내는 LF, 부교감신경의 활성도를 나타내는 HF가 모두 낮아져 있다. 이런 분들이 교감신경 활성도가 낮다고 해서 스트레스가 없는 것은 아니다. 스트레스가 지금도 지속되고 있으나 이에 대응할 인체의 에너지 자체가 거의 고갈이 됐다고 표현하는 것이 더 정확하다.

자율신경계의 활성도와 균형을 유지하는 능력 자체가 많이 떨어져 있으므로, 서로가 서로를 제어하지 못하고 상황에 따라 급격하게 양쪽으로 치우친 증상이 나타나기 쉽다. 작은 스트레스 사건에도 교감신경이 치솟으면서 호흡의 불편감, 두근거림, 이명, 두통 등 극심한 증상이 나타나고, 그것이 지나가고 나면 다시 평소대로 급격하게 무기력해지는 것이 반복된다.

위 사례의 분은 60대 여성이셨다. 극도의 무기력함과 면역력 저하를 주소증으로 내원하셨다. 혼자서는 외출이 힘들 정도였다. 스스로도 외출을 하기 싫어하셨다. 보호자(자녀)는 그냥 보약을 지어드리면 되지 않을까 하고 모시고 왔는데, 신체 증상들을 자세히 문진하고 맥진과 복진, 자율신경계 검사와 뇌파 검사를 했을 때 이는 단순한 기력저하가 아니라 오래된 화병에 가까웠다. 대화를 나눠보니 오랜 기간 부부 간 갈등으로 속을 앓으셨다고 하셨다. 화병 중에서도 후기반응으로, 스트레스 상황이 아주 오래되고 만성화될 때 나타나는 형태였다.

자율신경계가 보내는 SOS 신호

이처럼 스트레스에 대한 우리 몸의 반응은 경고, 저항, 소진의 단계를 거친다. 자율신경계의 기능 이상 역시 갑작스러운 경고 반응에서 시작해, 장기간의 저항 단계를 거쳐 결국 소진에 이르는 과정을 밟는다. 자율신경계 균형 이상의 단계가 진행될수록 증상은 점점 더 다양해진다. 하나의 질환이라고 보기 어려울 정도다. 사람마다 생김새가 다르듯 사람마다 약한 부분도 다르기 때문이다. 이 책에서 다루는 질환들은 그래서 전신적으로 나타나는 다양한 질환들이지만, 자율신경계의 기능 저하와 조절 이상이라는 공통점을 가진다. 그래서 자율신경실조가 있는 분들은 이 책에서 이야기하는 질환들 중 한 가지가 아니라 여러 가지를 동시에 가지고 있는 경우가 많다. 이어지는 글에서 그런 문제들을 하나씩 자세히 다뤄볼 것이다.

자율신경실조로 인한 이런 다양한 증상들은 마치 우리 내면의 SOS와도 같다. 오랫동안 무시해온 몸과 마음의 목소리가 더 이상 외면할 수 없을 만큼 커진 것이라고 할 수 있겠다. 이제는 그 메시지에 귀 기울일 때가 됐다. 내 몸과 마음이 왜 이럴까 하고 고민하기 시작하는 이 순간이 바로, 자기 자신과 진지한 대화를 나누는 전환점이 될 수 있다.

물론 이 과정에서 '왜 하필 나에게…'라는 의문이 들 수 있다. 같은 스트레스 상황에서 어떤 이는 멀쩡한데, 왜 나는 이리도 예민하게 반응하는 걸까? 내 몸에 무슨 잘못이라도 있는 걸까?

하지만 그렇지 않다. 몸의 생김새가 저마다 다르듯, 자율신경계의 반응성 또한 사람마다 천차만별이다. 어쩌면 당신의 자율신경계는 위협에 민첩하게 대응하기 위해 그만큼 발달해온 것일지도 모른다. 이는 결코 결함이 아니다. 오히려 정교하고 섬세한 당신 고유의 특성이다. 다만 과도한 경계 상태가 지속되다 보니, 지금은 조절이 어려워진 것뿐이다.

자율신경실조를 겪는 당신에게, 세상은 온통 위협적으로 보일 수 있다. 하지만 이는 위험에 대처하기 위한 당신 나름의 지혜였다는 걸 잊지 말아야 한다. 내 몸과 증상에 대해서 이해하고, 걱정을 조금 더 내려놓고 안심하면 된다. 그리고 지금부터 몸과 마음의 상태를 면밀히 살피고 돌보면 충분하다. 이 과정이 쉽진 않지만, 의미 있는 과정이 될 것이다. 저도 그래서 늘 환자분들에게 이렇게 말씀드린다.

> "환자분이 많이 힘드신 것을 이해합니다. 하지만 반드시 좋아질 수 있습니다. 또 이런 과정을 통해 내 몸과 마음의 상태에 대해서 더 잘 알게 되고, 돌보는 법을 배우게 된다면 이 또한 소중하고 의미 있는 시간이 될 것입니다."

공황장애

불안, 심리

 갑자기 세상이 무너진 것처럼 두렵다면?

✓ 증상과 원인

3년 전부터 가족 간의 갈등이 심해지면서 많은 스트레스를 받았어요. 가족 간의 일이다 보니 어디에 털어놓을 곳도 없고, 스트레스를 감당하기가 힘들었죠. 그 스트레스가 계속 쌓이니까 불안감이 점점 심해졌습니다. 처음에는 마음속에 불안함만 있었는데, 어느 순간부터는 가슴이 답답하고 숨을 깊게 쉴 수가 없는 느낌까지 들더라고요. 숨을 깊게 들이 마시려고 하면 숨이 턱 막히는 느낌이었어요. 그러다 작년에 낯선 곳에 나갔다가 끔찍한 경험을 했어요. 갑자기 숨이 안 쉬어지면서 심장이 미친 듯이 뛰는 거예요. 그 순간 진짜 '아 이러다 내가 죽겠구나'라는 생각밖에 안 들더라고요. 스트레스를 받았더니 몸에 큰 병이 생긴 게 분명하다 생각이 들었어요. 너무 무서워서 바로 응급실로 갔죠.

검사를 해봤는데 의사 선생님이 심장에도, 뇌에도 아무 이상이 없대요. 그때가 제 첫 번째 공황발작이었어요. 그 이후로 비슷한 발작이 여러 번 반복되었어요. 갑자기 숨이 막히고, 심장이 터질 것처럼 뛰고, 죽을 것만 같고…. 그때마다 정말 내가 미쳐버리는 줄 알았어요. 발작이 올 때마다 몸도 마음도 너무 힘들어서 점점 지쳐갔어요. 몸에 이상이 있는 것은 아닌가 하고 여러 검사를 반복했지만 역시나 이상이 없다고 했어요.

이제는 평상시에도 불안감에 시달려요. 혹시라도 밖에 나갔다가 그런 발작이 또 일어나면 쓰러질까봐 무서운 거죠. 밖에만 나가면 벌벌 떨리고 땀이 나고…. 특히 낯선 곳은 정말 무서워서 아예 가기 싫어졌어요. 제 삶 자체가 많이 위축된 상태예요. 현재는 직장도 그만둔 상태고, 외출이 힘드니 정상적인 일상생활이 불가능한 상태예요.

우리 한의원에 내원하셨던 40대 여성분인 P씨의 이야기이다. 3년 전부터 심해진 가족 간의 갈등으로 많은 스트레스를 받았고, 지속적인 불안감이 점점 심해지다가 발작적으로 죽을 것 같은 느낌, 숨이 안 쉬어지는 느낌, 두근거림이 발생했다고 한다. 이후에는 그런 발작이 또 나타날까 봐 평소에도 불안해서 일상생활에 심한 지장을 받았다.

진맥과 상세한 문진, 자율신경계 검사를 통해 살펴보니 스트레스와 불안상태가 많이 높았고, 교감신경으로 치우친 불균형이 심했다.

죽을 것 같은 두려움이 나타나는 공황발작과 공황장애란?

공황장애는 불안장애의 한 종류이다. 갑작스럽게 발생하는 극심한 불안과 공포, 동반되는 신체증상이 특징적인 질환이다. 이 상태는 일반적으로 '공황발작 panic attack'이라고 불리는 강렬한 신체적 정서적 증상이 함께 나타난다.

자율신경계 이상으로 나타나는 다양한 질환들 중에서도 공황장애를 첫 번째 장으로 정한 것은, 자율신경계 반응으로 나타나는 그 증상이 '패닉 어택(공황발작)'이라는 이름이 어울릴 정도로 아주 극심하고 뚜렷하기 때문이다.

공황발작은 보통 10분 이내에 증상이 최고조에 달한다. 환자는 숨이 막히는 듯한 느낌, 심장 두근거림, 식은땀, 가슴 통증, 메스꺼움, 오한, 떨림, 현기증 등 다양한 형태로 증상을 경험한다. 이러한 증상들은 갑자기 시작되며, 예측이나 특정한 원인 없이 발생하는 경우도 많다. 또한 약물이나 물질 등 다른 원인이 없이 발생한다. 공황발작도 자율신경계에 의한 반응이기 때문에 사람에 따라 나타나는 증상이 아주 다양하다. 공통적으로 급격한 불안감과 공포감이 동반된다.

이런 공황발작이 한 번 이상 있은 후, 새로운 발작이 일어날까 봐 평상시에도 불안감을 느끼고 걱정하게 되는 경우가 많다. '또 그런 발작이 나타나면 어떡하지?', '낯선 장소에서 혼자 있는데 그렇게 쓰러져서 도움을 받지 못하면 어떡하지?', '내 몸이나 심장에 큰 이상이 있는 게 분명한 것 같아…' 이런 불안을 '예기불안'이라고 한다. 이런 예기불안은 행동의 변화를 가져오기 쉽다. 불안을 피하려고 낯선 장소에 가지 않으려고 하거나, 학업이나 업무에 지장을 받거나, 심하면 외출을 아예 못하는 경우도 생긴다.

이렇게 1번 이상의 공황발작 후, 평상시에도 지속되는 예기불안 또는 이로 인한 행동의 변화가 나타날 때 공황장애로 진단을 한다.

- **공황발작** panic attack → 발작 이후에는 또 다시 발작이 나타날까 두려움을 느낀다. → 신체는 높은 경계 상태를 유지한다. → 이러한 경계 상태는 투쟁-도피 반응을 더욱 쉽게 유발하게 만든다.

공황발작은 화재경보가 오작동하는 것과 비슷하다

사무실에 앉아서 일을 하고 있는데 갑자기 화재경보기가 삐용삐용 크게 울린다고 생각해보자. 앉아서 일하던 사람들이 다들 혼비백산하며 일어나서 대피를 하지 않겠는가? 위험한 비상 상황이라고 인식을 하니 당연히 하던 일은 다 내팽개친 채 말이다. 그런데 알고 보니 실제로 불이 난 것이 아니고 화재경보기의 센서가 고장 나서 오작동한 것이라면 어떨까? 간단하다. 고장 난 센서를 고치면 된다. 하지만 고장 난 센서를 고치기까지는 시간이 걸릴 테고 그전에도 또 오작동이 발생할 수도 있다. 하지만 이제는 진짜 불이 난 게 아니라 센서의 고장인 걸 알았으니, '삐용삐용' 하고 시끄럽게 경보가 울려도 매번 패닉에 빠진 채 하던 일을 내팽개칠 필요는 없다. 불편한 건 맞지만 '아, 또 시끄럽게 오작동이 울려서 하던 일에 방해가 되네. 근데 저러다가 괜찮아지겠지 뭐' 정도이지 않을까.

공황발작은 이렇게 화재 경보가 오작동 하는 것과 비슷하다. 불안을 일으키는 뇌의 편도체가 활성화되고, 자율신경계에서 급격하게 교감신경이 항진되면서 증상이 나타난다. 긴장과 불안을 일으키는 특정 상황에서 나타나기 쉬운데, 질환이 만성화될수록 그런 요인이 전혀 없이도 나타나기도 한다.

공황발작 시 극도의 공포감, 불안감과 함께 동반되는 신체적 증상은 아주 강렬하다. 가슴의 두근거림, 호흡의 곤란, 손발의 저림 등 다양한 형태이다. 그래서 공황발작을 처음 겪은 분들은 이 증상이 신체에 큰 문제가 생겨서 발생한 것이라고 생각을 하는 경우가 많다. 심장이나 뇌의 치명적인 문제가 생겼을 것이라 생각하고 여러 검사과정을 거치게 된다. 심장 초음파, 24시간 심전도, 뇌 MRI 등을 거쳐서 신체에 기질적인 문제가 없음을 확인한 후에야 '그때 그 증상이 공황발작으로 인한 것이었구나' 하고 확인하게 된다.

인지행동적 관점에서 보면 이런 발작이 오는 이유를, '신체 감각에 대한 잘못된 해석'이라고 본다. 스트레스를 받아서 심장 박동수가 올라간다든지, 일시적으로 현기증이 발생하고 몸이 떨리는 것, 호흡이 얕고 빨라지는 것은 평범한 자율신경계 반응으로 정상인에게도 누구에게나 있을 수 있는 증상이다.

그런데 공황장애를 가진 분의 신체는 이런 증상 혹은 감각을 심장마비나 질식에 의한 죽음, 호흡 곤란 등으로 해석한다. 이를 정신의학적 용어로 '재앙적 오해석catastrophic misinterpretation'이라고 부른다. 그래서 작은 증상들에도 더 큰 불안감을 느끼고 이런 불안감은 다시 심박수의 증가, 호흡 패턴의 변화 등을 만드는 악순환을 일으킨다.

- **악순환의 사이클** → 불안감을 느낀다. → 신체적 증상을 일으킨다. → 신체적 증상 때문에 불안감을 더 크게 느낀다. → 신체적 증상이 더 커진다.

공황 발작을 겪고 난 후, 우리는 '그 증상은 너무 무서웠어, 다시 공황 발작이 오면 어쩌지?', '밖에서 공황 발작이 오면 어쩌지?', '나는 견딜 수 없을 거야', '나한테 뭔가 큰 이상이 있는 게 분명해' 등의 생각을 하게 된다. 이는 신체 증상에 대한 잘못된 해석misinterpret이며, 최악의 상황을 상상하는 재앙적 사고이다catastrophise. 이는 공황발작의 악순환을 강화시키는 역할을 하는 핵심적인 심리 상태이다.

이런 식으로 하울링이 일어나듯 불안감과 신체적 증상이 극단적으로 증폭될 때 발작이 일어나는 것이다.

아까의 화재경보기로 예를 들자면, 경보기의 오작동인 걸 확인했는데도 매번 오작동이 울릴 때마다 패닉에 빠져서 제대로 해야 할 일을 못하는 상태가 된 거다. 심지어는 경보장치가 울리지도 않았는데 '또 울리면 어떻게 하지?' 하고 불안해하며 아예 일상생활이 어려워지는 상태가 된다.

이것은 환자가 엄살을 부린다는 의미는 절대 아니다. 공황발작을 겪을 때 신체적 정신적 고통은 실제로 신체적 문제가 있을 때 발생하는 증상만큼이나 괴롭다. 공황장애 환자의 평소 불안감이 그만큼 높고, 자율신경계 균형이 깨져 있으며, 증상에 대한 민감성이 높아서 그렇다.

또한 이렇게 발작이 한번 발생하고 나서, 또 발작이 일어날까 봐 걱정하고 불안해하는 '예기불안'이 발작 자체보다도 환자분들을 참 많이 힘들게 한다. 한 번 이상의 발작을 겪은 후에는 '불안감의 증폭 → 공황발작'이라는 회로가 완성되어 일상의 작은 자극이나 스트레스에도 발작이 발생할까 봐 두려워하게 된다.

나의 몸 상태와 질환에 대한 이해가 중요하다

갑작스레 나타난 호흡곤란, 죽을 것 같은 느낌, 심박동 수 증가가 여러 검사 후에 기질적인 문제가 있어서 발생한 것이 아니라 공황발작으로 발생한 것임을 확인했다면, 이런 발작 증상이 본인에게 치명적인 해를 끼칠 수 없다는 것을 깨닫는 것이 매우 중요하다. 이것이 치료에 가장 중요한 시작이 된다. 그래서 나는 공황장애 환자분들을 처음 진료할 때면 공황장애라는 질환에 대해 늘 구구절절이 설명한다. 환자분 스스로 이런 발작증상은 내 몸의 심각한 문제가 아니라 경보장치가 오작동할 뿐이라는 것을 깊이 깨달아야 불안감이 낮춰지고 발작의 빈도도 점점 줄어든다.

"환자분, 공황발작으로 죽은 사람은 세상에 단 한 명도 없습니다."

이렇게 하고 말이다. 물론 말처럼 쉬운 것은 아니다. 논리적으로는 깨달았다고 해도 공황발작은 본능적인 공포와 감정을 주관하는 뇌의 편도체가 활성화되고 자율신경계가 과민반응하여 작동하기 때문이다. 또한 실제로 발작 시 공포감과 신체 증상이 아주 강렬하기 때문이다. 그래서 각종 검사를 통해 이상이 없다고 확인을 받았는데도 여러 병원을 계속해서 돌아다니며 검사를 반복해서 받는 분도 있다. 불안감을 완화하기 위해 계속 확인을 받고 싶어 하는 것이다. 하지만 이는 어찌 보면 스스로 증상을 더 키우는 꼴이 된다. 검사를 계속할 것이 아니라 상담과 치료를 통해 질환에 대해 더 깊이 이해하고 스스로 불안을 다스리는 법을 배워야 한다.

질환과 나의 몸 상태에 대해 충분히 이해했다면, 치료도 중요하다. 우선 의과에서 공황장애의 기본적인 처방은 항우울제, 항불안제가 중심이 된다. 특히 벤조디아제핀 계열 항불안제가 많이 쓰이는데, 신경전달물질인 GABA의 작용을 증가시켜 뇌의 과도한 활동과 흥분을 억제하고 진정작용을 낸다. 이런 약들은 공황장애뿐만 아니라 불안, 불면, 두근거림 등 자율신경실조로 인한 다양한 증상에도 많이 처방된다.

하지만 이는 공황장애를 근본적으로 개선하는 약은 아니다. 또한 복용시 즉각적으로 신체적 증상과 불안을 완화시키지만, 복용을 안 하면 다시 증상이 나타난다. 머리의 멍한 느낌, 집중력 저하, 기력 저하와 같은 부작용과 의존성, 내성이 커서 오래 복용할 수 있는 약이 아니기도 하다. 미국 FDA에서는 벤조디아제핀 계열 약물을 장기복용하지 않도록 권고하고 있다. 오래 복용하게 되면 대부분 복용을 줄이거나 멈출 시 금단현상이 나타난다. 국내에서도 벤조디아제핀 계열 항불안제는 향정신성의약품이자 마약류로 분류된다. 이런 약물에 의한 의존성과 부작용은 사회적으로도 문제가 되고 있다. 2018년에만 미국에서 약 540만 명의 성인이 벤조디아제핀을 남용하거나 오용한 것으로 보고되었고, 미국에서 벤조디아제핀 관련 과다 복용 사망자는 2010년 1,298명에서 2017년 11,537명으로 짧은 시간 동안 빠르게 증가했다. 특히 다른 종류의 약물과 함께 사용될 때 위험성이 증가하는 것으로 알려졌다.

물론 의학적으로 꼭 필요할 땐 복용이 필요하다. 하지만 '공황장애? 그거 약 먹으면 좋아져~' 하고 수동적으로만 생각할 일은 아니라는 거다. 질환에 대해 잘 이해하고, 스스로 불안감을 다스리는 법을 배우고, 치료와 생활관리를 통해 체력상태와 자율신경계의 건강을 회복하는 것이 진짜 근원적인 치료가 된다.

자율신경계 균형과 신체 건강 상태의 개선이 중요

한의학적 관점에서는 신체 건강상태와 자율신경계의 기능을 회복시키는 것을 더 중요시한다. 앞서 언급했던 심신의학적 관점에서도 그렇고, 결국은 공황발작과 예기불안이 자율신경계의 과흥분으로 인한 반응이기 때문에 그렇다.

따라서 한약 복용, 침 치료는 항불안제처럼 당장의 심한 불안을 낮추는 작용은 상대적으로 느리지만, 점진적으로 자율신경의 균형을 회복하고 체력상태를 개선시켜 스트레스와 불안에 대한 저항력을 올리는 것을 목표로 한다. 서양의학적 치료에는 잘 없는 보(補)하는 개념이다.

공황발작, 예기불안, 불안과 동반되는 두근거림, 호흡 불편감, 무기력감, 손발 저림, 근육긴장, 속쓰림, 소화불량, 손발 차가워짐, 식은땀과 같은 다양한 증상들도 모두 자율신경계 반응이므로 치료를 통해 함께 좋아질 수 있다.

그 외의 생활관리도 물론 중요하다. 먼저 규칙적인 생활 리듬을 만드는 것이 중요하다. 일정한 시간에 일어나고 잠들고, 식사하는 습관을 들여야 한다. 적어도 12시 전에는 자고, 7시간 이상 충분한 수면을 취하는 게 중요하다. 건강한 생활 리듬은 자율신경계의 안정을 돕고, 불안감을 완화하는 데 도움이 된다.

또한 적절한 운동은 필수이다. 가벼운 유산소 운동, 요가 등은 교감신경의 과도한 흥분을 가라앉히고 부교감신경을 활성화하는데 효과적이다.

균형 잡힌 식습관도 중요하다. 카페인, 알코올, 매운 음식 등은 교감신경을 자극하므로 피하는 것이 좋다. 규칙적인 식사, 균형 잡힌 영양 섭취로 건강한 몸을 만드는 게 중요하다.

스트레스 관리는 공황장애 극복의 핵심이다. 명상, 심호흡, 이완 훈련 등을 통해 스트레스에 대처하는 자신만의 방법을 찾는 것도 중요하다.

하나하나의 구체적인 방법에 대해서는 이 책을 통해서 자세하게 풀어가 보겠다.

스트레스와 불안에 대처하는 자신만의 무기가 있어야 한다

스트레스가 누적되고 불안감이 쌓일 때, 신체적 긴장을 완화시키고 불안감을 낮출 수 있는 스스로의 방법을 찾는 게 중요하다. 이 분야에서 많이 연구된 권장할 만한 방법이 바로 호흡 훈련 혹은 명상이다. 긴장과 불안상태가 올라가고 발작이 시작될 때, 깊고 느리게 호흡하는 것은 급격한 심박수의 증가를 완화하고 긴장과 불안감을 해소하는 데 도움이 된다. 실제로 명상과 호흡 훈련이 공황장애, 불안장애, 외상 후 스트레스장애, 우울증 등의 질환을 개선하는 데 도움이 된다는 연구는 계속해서 발표되고 있다.

평상시에도 호흡을 조절하는 훈련과 심호흡을 통한 명상을 꾸준히 하면 발작의 재발을 예방하고 예기불안을 낮추는 데 큰 도움이 된다. 그리고 불안감이 높아지는 상황에서 본인의 대처법을 가지고 있다는 것 자체로 공황발작의 발생 빈도를 낮출 수 있는 효과가 있다. 공황장애 환자들은 대개 불안이 올라올 때 '또 발작이 오면 어떡하지?' '내가 내 몸을 스스로 컨트롤하지 못하게 되면 어떡하지?' 하는 식의 자동적인 사고가 이루어지며 불안이 증폭된다. 하지만 호흡을 통해서 불안과 긴장을 조절할 수 있다는 경험과 자신감이 쌓이면 '저번에도 심호흡으로 가라앉을 수 있었지, 이번에도 괜찮을 거야'라는 생각으로 이어져 불안감 → 공황발작으로 이어지는 악순환을 끊을 수 있게 된다.

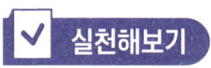 실천해보기

편안한 숨과 심장, 마음을 위한 마음챙김 명상

정신건강에 특효약인 마음챙김 명상

스트레스가 만병의 근원이라는 말은 너무나 당연하면서도 식상한 말이다. 의사는 "스트레스 때문입니다. 관리하고 줄여보세요"라고 매번 말을 하지만, 사실 환자 입장에서는 너무나 뻔하고 별로 도움이 되지 않는 말이다.

나 또한 진료를 하면서 환자에게 스트레스 때문에 그러니 스트레스를 줄이라는 말을 하는 자신을 보면서, 어느 순간 '내가 매우 무책임하고 의미 없는 말을 하고 있구나'라는 생각이 든 적이 있다. 그래서 환자들이 실질적으로 어떻게 하면 스트레스를 줄일 수 있을지, 구체적으로 환자에게 어떤 말을 해주면 더 도움이 될지에 대해 연구와 공부를 많이 하게 되었다.

여기서는 내가 특히 환자분들에게 많이 권해드리는 스트레스 관리 방법인 마음챙김 명상, 호흡 훈련법에 대해서 다뤄보려고 한다. 꾸준히 시행하면 스트레스를 완화하고 자율신경계를 안정시키는 데 큰 도움이 되고, 특히 공황장애, 불안장애, 자율신경실조 환자분들에게는 필수적이다.

정신건강에 대한 명상의 효과는 연구를 통해 지속적으로 검증되고 있다. 예를 들어 2023년 JAMA Psychiatry미국의사협회 정신의학 회지에 발표된 연구에선 불안장애를 진단받은 276명의 환자를 대상으로 8주간 마음챙김 명상 프로그램과 항우울제Escitalopram의 효과를 비교한 무작위 대조 임상시험 결과를 보고했다. 136명에게는 명상을 시켰고, 140명에게는 항우울제를 복용시켜 결과를 비교한 것이다. 연구 결과, 8주 후 명상을 시행한 군은 약물치료와 거의 동일한 호전 효과를 나타냈다. 인상적인 점은 약물치료 군은 78.6%(110명)의 환자에게 부작용이 발생하였고 8%(10명)의 환자가 부작용으로 치료를 중단해야 했으나, 마음챙김 명상을 한 그룹은 부작용으로 인한 탈락자가 한 명도 없었다. 명상이 항우울제와 비슷한 치료 효과를 보이면서도 부작용은 더 적다는 것을 보여준다.

스트레스 완화를 위한 호흡훈련과 명상

해외에서는 호흡훈련과 명상을 의료적 목적으로 삼고 과학적 연구 대상으로 삼은 지 오래되었다. 특히 존 카밧진 교수의 마음챙김 기반 스트레스 감소법Mindfulness based stress reduction, MBSR이 유명하다. 명상이 기존에 가지고 있는 종교적, 영적인 의미를 배제하고 서구인도 쉽게 접근하고 배울 수 있도록 만든 것이다.

우리가 하루 중에 수많은 생각을 하면서, 과거와 미래가 아닌 현재 지금 나의 마음에 대해서 생각하는 시간이 얼마나 되는지 생각해보자. 우리를 괴롭히는 스트레스들은 대부분 미래나 과거의 일들에 대한 것이다. 과거에 대한 후회, 우울감, 죄책감, 혹은 미래에 대한 불안감, 걱정 등이 그렇다. 우리를 괴롭히는 스트레스를 유발하는 과거와 미래의 일에 대해서 생각하는 것을 멈추고, 바로 지금 여기 '현재'에 또렷하게 집중하는 힘을 기르는 것이 바로 명상이다.

호흡은 자율신경계를 조절하는 스위치

우리가 스트레스받는 상황에서 호흡은 얕고 빨라진다. 이는 교감신경계의 활성화에 의해 생기는 변화이다. 그리고 숨을 들이마시려는 흡기가 더 잦아지고 숨을 내쉬는 호기는 완전하게 이루어지지 않는 경향이 생긴다. 또한 스트레스 상황에서 호흡이 빨라질 때, 목과 흉부의 근육을 주로 이용하는 흉식 호흡으로 변하면서 숨 쉬는 것이 불편하게 느껴진다. 숨 쉬는 것이 불편하다고 느껴질 때, 불안은 점점 더 커진다. 이런 불안은 다시 교감신경계를 자극하여 숨 쉬는 것이 계속 빨라지는 악순환이 일어난다. 이것이 스트레스를 받을 때 가슴이 답답하면서 호흡이 불편한 느낌이 생기는 이유이다.

정서가 자동적으로 우리의 호흡에 영향을 미치듯이, 반대로 우리가 숨 쉬는 것을 조절함으로써 우리의 정서 상태와 자율신경계의 변화를 조절하는 것이 가능하다. 호흡은 신경 쓰지 않고 자동적으로 조절되기도 하지만, 나의 의도에 따라 조절하는 것도 가능하기 때문이다. 흔히 화가 나거나 감정적으로 힘들 때 천천히 깊게 숨을 쉬라고 하는 것처럼 말이다. 앞서 자율신경계는 체성신경계와 달리 나의 의도로 조절할 수 없이 자동적으로 조절되는 체계라고 말씀드렸다. 하지만 사실 자율신경계를 나의 의지대로 조절할 수 있는 유일한 방법이 있는데, 그것이 바로 호흡이다. 깊고 느린 호흡은 자율신경계를 안정시킨다.

짧고 빠르게 흉식호흡으로 숨을 쉬는 것이 아니라, 느리고 깊은 호흡을 할 때 우리의 부교감신경이 활성화되고 교감신경의 흥분상태가 감소된다. 이런 느리고 깊은 호흡을 할 때는 횡격막이 충분히 움직이면서 숨을 들이마실 때 배가 앞으로 나오고, 숨을 내쉴 때 배가 들어가는 형태의 움직임이 발생한다. 흔히 말하는 복식호흡, 횡격막 호흡이다. 이렇게 숨을 천천히 들이마시고 내쉴 때 초조와 불안이 감소하여 정서가 차분해지고 혈압과 심박동수 또한 내려간다.

흉식호흡은 주로 목과 가슴의 근육을 이용하는 호흡이다. 스트레스 상황에 숨이 짧고 얕아질 때 이런 호흡을 하게 된다. 숨이 깊게 안 쉬어져서 답답하다는 느낌이 들며, 가슴과 목 어깨 근육의 과도한 경직을 일으킨다. 복식호흡은 횡격막을 충분히 움직여서 하는 호흡이다. 호흡을 느리고 깊게 할 수 있게 되며, 이는 부교감신경계를 활성화시켜 정서를 차분하게 하고 신체적 긴장도 이완시킨다.

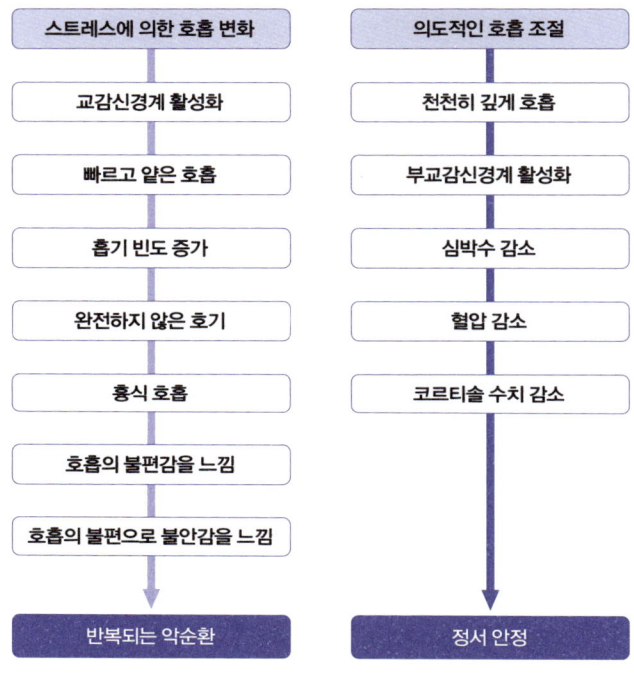

호흡 훈련이 스트레스를 완화시키고 정서를 안정시키는 이유

숨을 깊게 천천히 쉬는 것이 우리의 정서를 안정시키는 이유를 심리학적으로도 생각해볼 수 있다. 미래와 과거의 스트레스 받는 사건으로부터 주의를 돌리기 위해서 현재에 집중하는 것이 중요한데, 이 호흡이란 것이 바로 내가 집중하기 좋은 대상이 된다.

숨을 쉰다는 것은 우리의 감정이 개입하지 않는 객관적인 행위이기 때문이다. 불안, 긴장, 분노 등의 생각에 사로잡혀서 생각하고 싶지 않아도 자꾸 떠오를 때, 숨 쉬는 것에 집중을 하는 것은 부정적 생각을 자꾸 돌이켜 반복해서 생각하는 것으로부터 주의를 돌리는 효과를 준다. 예를 들어 자율신경실조 환자들이 밤에 끊임없이 부정적인 생각이 들면서 잠을 이룰 수 없을 때, 부정적인 생각을 안 하려고 해도 멈추기가 어렵다. 그럴 때는 '안 좋은 생각을 안 해야지'라고 하는 것보다 다른 집중할 대상을 찾는 것이 훨씬 쉽다. 호흡을 천천히 하며 집중하는 것은 생각이 많아 잠이 안 올 때 양을 세는 것과 비슷한 원리라고 할 수 있다. 그런데 양을 세는 것보다, 깊게 숨을 쉬며 호흡을 세는 것은 그 자체가 주는 이완 효과가 있기 때문에 더 효과적이다.

호흡훈련을 통해서 긴장과 불안을 안정시키는 경험을 반복적으로 하면서 학습하게 되면, 불안과 이로 인한 신체 증상을 스스로 조절할 수 있다는 자아효능감을 가지게 된다. 이는 그 자체로도 불안의 발생 빈도를 낮춘다. '스트레스로 인한 정서적 불안과 긴장 → 신체적 증상 → 다시 스트레스를 일으킴'으로 이어지는 악순환이 이루어졌던 것과 정반대로, '호흡을 통한 이완 → 정서적 안정'이라는 회로가 학습되며 선순환이 이루어질 수 있게 되는 것이다. 스트레스에 대처할 수 있는 나만의 무기가 생기는 셈이다.

호흡 훈련의 정신의학적 효과

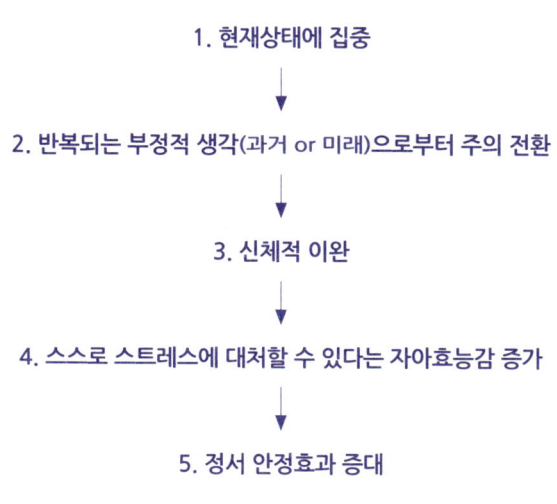

악순환 vs 선순환

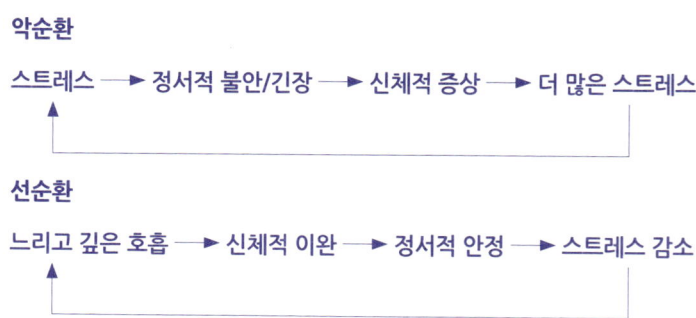

따라해보기

- 등을 똑바로 펴고 의자나 바닥에 앉아서 시행한다.

- 몸(특히 어깨와 목)을 이완시키고, 편안한 기분으로 천천히 호흡하며 숨이 들어왔다가 나가는 것에만 주의를 집중한다.

- 숨을 들이마실 때 배로 공기가 들어오는 것을 느끼고, 숨을 내쉴 때는 공기가 배에서 나간다는 기분으로 천천히 내쉰다. 숫자를 세면서 3초간 숨을 들이마시고 5초간 내쉰다고 생각해도 좋다.

- 숨을 밖으로 내쉴 때 호흡에 관여하는 근육들이 이완을 하면서 마음이 차분해지는 것을 느끼며 숨을 바깥으로 내쉰다. 숨을 내쉴 때마다 마음속으로 '평안해진다'라고 되뇌는 것도 좋다.

- 때때로 호흡에서 주의가 흐트러지고 잡념이 떠올라도 조급해 할 필요는 없다. 처음에는 쉽게 집중이 흐트러지는 것이 아주 당연하다. 내 의식이라는 수면 위에 어떤 생각이 떠올랐는지 고요하게 살피고, 다시 호흡에 주의를 기울인다.

- 호흡에 집중을 하되, 잡생각이 떠오르는 것을 억누르는 것은 아니다. 내 의식 속에 생각이 떠오르는 것은 막을 수가 없는 것이기 때문이다. 의식 속에 생각이 떠오르면, 생각이 떠올랐다는 것을 인

식하기만 한다. 이전에 스트레스가 되었던 사건들이 자꾸 떠올라도 짜증을 내거나 뭔가 잘 안되고 있다고 생각할 필요는 없다. 그저 그 생각들이 저절로 흘러가도록 두고, 다시 호흡에 주의를 기울이면 된다. 내가 한발 물러서서 관찰하면, 생각은 흘러갈 틈을 가지게 되고 쉽게 사라질 것이다.

- 호흡을 하는 것에 주의를 기울이고 마음을 비운 채로 천천히 호흡하는 기분 좋은 리듬에 몸을 맡긴다. 한번 실시할 때 처음엔 10분 정도를 목표로 실시한다. 완전히 편안하고 조용한 상태에서 실시하는 것이 좋다.

- 아침, 저녁으로 하루 두 번 하는 게 좋고, 익숙해지면 시간을 늘려간다. 3주 이상 꾸준히 시행했을 때 뚜렷한 효과가 나타나기 시작한다.

불안장애

 사소한 모든 것이 걱정되고 불안하다면?

불안, 심리

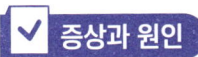 증상과 원인

불안의 실체를 파악해야 한다

> "눈을 떠도, 감아도 하루 종일 걱정이 되고 불안해요. 그런데 이제는 뭐가 불안한지조차도 기억이 안 나요."

환자들의 말씀 중 기억에 남았던 이야기이다. 세상에 불안을 느끼지 않는 사람은 없다. 그런데 건강한 사람은 불안하거나 걱정할 만한 일이 있을 때 불안을 느낀다. 그런데 불안장애 환자분들은 불안을 느낄 만한 일이 아예 없거나 사소한 일에도 지나칠 정도의 불안을 느낀다. 심지어는 무엇이 불안한지도 모른 채로 불안을 느낀다고 말하시기도 한다.

불안장애에는 불안감이라는 정신적 증상만 나타나는 것은 아니다. 대부분 신체적 증상이 다양하게 동반된다. 근육통, 불면증, 가슴 두근거림, 가슴 답답함, 어지러움, 만성피로, 호흡의 불편감 등도 흔하게 나타난다. 이런 신체적 증상들은 대부분 자율신경계 반응으로 나타난다. 불안감과 이런 신체적 증상들은 서로 상호작용하며, 불안감을 심하게 느낄 때 신체적 증상도 더 강해지는 특징이 있다.

불안, 그리고 불안과 동반되는 신체반응, 자율신경계 반응을 잠재우려면 우선 내가 가지고 있는 불안들을 체크해보고, 분류하여 실체를 파악하는 것이 먼저 필요하다.

불안을 일으키는 두 가지 경로

'걱정이 많다, 불안하다'라고 언어적으로 표현하지만 불안을 느끼는 대상과 형태는 아주 다양하다. 내가 불안장애 환자를 진료할 때, 환자분에게 평소 느끼는 불안을 생각이 나는 대로 틈틈이 적어서 기록하시도록 한다. 아래는 환자분이 적어 온 목록이다. 환자는 공황장애와 범불안장애 증상을 모두 가진 분이었다.

- 지하철에서 급격하게 가슴이 두근거리고 숨이 안 쉬어지는 느낌을 받은 후, 지하철뿐만 아니라 모든 종류의 대중교통을 이용하는 것이 불안해졌고 피하게 되었습니다.

- 불안과 신체 증상이 심해지면서 직장을 그만뒀는데, 앞으로의 커리어와 생계유지에 대한 걱정이 큽니다.
- 한번은 공복 상태에서 오래 있은 후 급격히 몸에 힘이 빠지는 기분을 느꼈는데, 이후 공복 상태가 되는 것에 대하여 과도한 두려움이 있습니다.
- 조금만 긴장을 하면 숨이 깊게 안 쉬어지고 쓰러질 것 같은 기분이 듭니다.
- 긴장이 될 때면 눈을 깜빡이는 것, 침을 삼키는 것까지 신경이 쓰이고 불안해집니다.
- 사람이 많은 곳에 가면 사람들이 나를 쳐다보는 것처럼 느껴지고 불안해집니다.
- 잠을 자려고 누우면 몸 상태에 대한 걱정, 심장이나 뇌에 심각한 결함이 있는데 발견을 못한 것은 아닐까 하는 생각을 멈출 수가 없고(충분한 검사를 거쳤음에도 불구하고), 유튜브나 인터넷에서 끊임없이 검색해보다가 밤을 지새우게 됩니다.
- 사회생활, 인간관계 등 일상생활 전반에서 사소한 모든 것들이 신경 쓰이고 걱정되면서 생각을 멈추기가 힘듭니다. 생각이 많아지면서 점점 머리가 멍해지는 기분이 듭니다.
- 급격한 불안감을 느낄 때 머리가 하얘지면서 이성적인 생각을 하기가 힘들어지고, 스스로 통제하기 힘든 느낌이 듭니다.

우리 뇌가 위험을 감지하고 불안을 일으키는 데에는 두 가지 경로가 있다. 각각의 시작점은 뇌의 피질과 편도체이다. 먼저 내가 가진 불안을 이 두 가지 유형으로 분류해보는 게 필요하다.

대뇌 피질 - 골똘히 생각하며 발생하는 불안

우선 피질은 인간의 고등적인 사고 능력과 연관이 있다. 상황을 예측하고, 판단하고, 대응한다. 이 과정에는 논리적이고 종합적인 사고력이 작용한다. 불안장애를 가지고 있는 사람뿐 아니라 정상인에게도 누구나 이런 과정은 일상적이다. 위의 증상들에서 앞으로의 커리어와 생계유지에 대한 걱정, 몸에 발견하지 못한 큰 이상이 있는 것은 아닐까 하고 끊임없이 정보를 검색하고 생각을 멈추기 어려운 것과 같은 불안이 여기에 해당한다. 환자분은 '걱정되는 일에 대해서 끊임없이 생각하게 되고, 멈추기가 힘들어요'라고 호소하시는 경우가 많다. 불안장애를 가진 사람은 이런 사고의 과정이 과도하게 부정적이고 과장되어 있어 정상적인 일상생활에 지장을 받지만, 나름의 예측과 판단, 논리적 과정이 포함되어 있다.

피질 기반의 불안은 미래 상황에 대한 불안을 미리 떠올리고 생각하는 '걱정'과, 이를 반복적으로 생각하고 발생 가능한 결과들을 하나하나 분석하는 '반추'를 반복한다. 물론 이는 인간에게 꼭 필요한 과정이다. 예를 들면 직장 생활을 하면서, 사업을 하면서 미래에 발생할 수 있는 일에 대해서 미리 정리하고 대응 전략을 생각하는 것은 꼭 필요하다.

하지만 이것이 과도하면 당연히 문제가 된다. 우리의 뇌는 반복적으로 하는 생각(회로)은 점점 강화시키는 특성을 가졌다. 그것이 긍정적이든 부정적이든 말이다. 반복적인 생각은 점점 현실과 현실에 대한 나의 해석을 혼동시킨다. 미래에 발생 가능한 위험에 대해서 생각하다가, '~~한 일이 생기게 되는 것 아닐까?'라는 미래 예측을 반복해서 생각하다 보니 점점 '그렇게 될 게 분명해'로 변해 가는 것이다.

편도체 - 본능이 먼저 반응하는 불안

그다음으로 불안을 일으키는 하나의 회로는 편도체에서 시작한다. 이는 자율신경계와 밀접한 연관이 있다. 뇌의 변연계에 있는 작은 아몬드 모양의 편도체는 감정을 조절하고 공포 및 불안에 대해 학습하고 대응한다.

편도체가 흥분할 때, 자율신경계 반응도 함께 활성화된다. 긴장이나 불안 상황에서 투쟁-도피반응을 일으키며 혈압과 심박수가 올라가고, 근육을 경직시키며 호흡은 가빠진다. 편도체 활성에 의한 불안은 피질에 의한 불안보다 좀 더 동물적이고, 본능적이라고 할 수 있다. 본인도 기억하지 못하는 트라우마나 경험에 의해 학습되기도 한다. 위의 사례에서 처음에 지하철에서 급격한 불안감을 느낀 경험 후, 지하철뿐 아니라 모든 대중교통을 두려워하게 되었다. 논리적으로 생각할 때 대중교통에 타는 것은 객관적으로 위험하지 않다. 그러나 편도체라는 경보 장치에 의해 한번 학습된 잘못된 연결고리는 지속적인 불안감과 이런 상황에 대한 회피를 일으킨다.

논리적이고 종합적 판단을 통한 피질에 의한 불안과는 달리 편도체는 훨씬 빠르게 불안 반응을 일으키고, 심박수 증가, 호흡곤란, 현기증 같은 신체증상을 동반한다. 무의식적 반응이므로 편도체 기반의 불안이 발생할 때 피질의 이성적 논리적 상황 판단력은 제 역할을 하기가 어렵다. 생각해보면 이는 당연하다. 편도체는 위험을 감지하여 경보를 울리고 생명을 보호하는 것이 최우선 목표니까. 우리가 원시인이었을 때, 눈앞에 맹수나 적대 부족의 인원과 마주쳤다고 가정해보자. 그런 위급한 상황에 논리적이고 이성적인 대뇌 피질의 판단을 기다릴 틈이 없다. 그저 생존을 위해 빠르게 교감신경계의 투쟁-도피 반응을 활성화시키는 것이 생존에 가장 유리했을 것이다.

문제는 현대인들의 편도체가 생명의 위협이 없는데도 이와 같은 방식으로 신체적 정신적 반응을 일으킨다는 점이다. 가장 대표적인 것이 앞선 장에서 다룬 공황발작이다. 위의 사례에서도 대중교통에서 급격한 불안을 느끼는 것, 또는 공복 상태에서 급격한 불안을 느끼는 것, 눈을 깜빡이는 것조차 불안한 것, 호흡이 짧아지고 숨쉬기

불편한 것은 논리적 이유가 없다. 우리 몸의 보호자 역할을 하는 편도체가 어떤 이유에서든 이를 학습해서, 계속해서 경보 장치를 울려대는 것이다. 또 다른 문제는 이런 신체반응은 야생에서의 위험 상황에 대처하고 생존하기 위해서는 적합할지 몰라도 현대의 생활양식에는 도움이 안 되는 경우가 더 많다는 점이다. 직장에서 상사에게 안 좋은 소리를 들을까봐 불안을 느끼며 심장이 쿵쾅거리는 투쟁-도피반응을 일으키는 상황을 생각해 보자. 우리 몸은 투쟁-도피를 위한 신체 반응을 만들어내지만 현실에서 우리는 상사를 때려눕힐 수도, 질주를 해서 도망갈 수도 없다.

두 가지 유형의 불안 경로

```
                    불안
         ┌───────────┴───────────┐
    대뇌 피질 경로              편도체 경로
         ↓                         ↓
  논리적 사고와 종합적 판단   자율신경계 반응과 연관된 본능적 불안
         ↓                         ↓
  미래 상황에 대한 걱정과 반추    투쟁 도피 반응 유발
         ↓                         ↓
   반복적 생각과 정보 검색        신체적 증상 동반
         ↓                         ↓
  과도한 부정적 사고와 일상 방해  무의식적 반응으로 이성 마비
```

둘 중에 진료시 좀 더 주목하는 것은 편도체 활성화에 의한 불안

이다. 편도체에서 시작하는 불안은 단순한 걱정을 넘어서 자율신경계 반응을 일으켜 신체적 증상을 동반하기 때문이다. 자율신경실조와 불안장애 환자를 주로 치료하는 나는, 이런 편도체 기반의 불안이 훨씬 증상이 강렬하고 일상생활을 어렵게 만드는 것을 자주 보게 된다. 또한 재밌는 점은 피질 기반의 불안도 편도체의 활성화를 동반한다는 점이다. 잠자리에 누워서 미래에 발생할 수 있는 위험에 대해서 골똘히 생각을 하다 보니, 점점 걱정이 현실에 가깝게 느껴지면서 가슴이 두근거리고 식은땀이 난 경험, 한 번쯤 있지 않은가. 피질은 논리적인 사고를 담당하지만 그 자체만으로는 불안 반응을 만들지 못한다. 편도체와 협력을 할 때만 불안 반응이 나타난다. 따라서 모든 종류의 불안에서 편도체와 자율신경계의 정상적인 기능을 회복하는 것은 중요하다.

이를 뒷받침하는 연구들도 있다. 실험연구에서, 쥐의 편도체를 제거했을 때 쥐는 공포나 두려움을 느끼지 못했다. 고양이를 두려워하지 않을 정도로 말이다. 또한 편도체가 제거된 사람의 경우, 종합적인 예측, 판단, 사고력과 지능은 정상적이지만 두려움을 느끼지 못하게 된다. 사람에게도 유사한 사례가 보고되는데, 우르바흐-비테증후군Urbach–Wiethe disease이라는 유전 질환은 편도체 손상을 일으키는 질환으로 알려져 있다. 이 질환을 앓는 사람은 편도체 기능이 작동하지 않아서 공포나 불안을 전혀 느끼지 못한다. 대뇌 피질의 기능은 정상적이므로 정상적인 판단력과 지능을 가졌는데도 불구하고, 편도체가 활성화되지 않으니 불안과 두려움, 공포를 느끼지 못하는 것이다. 한 연구에서는 우르바흐-비테증후군으로 편도체가 손상된 환자에게 공포 영화 시청, 놀이공원의 유령의 집 방문, 살아 있는 뱀과 거미와의 직접적인 접촉 등 여러 시도를 했으나 환자는 공포나 불안을 전혀 느끼지 못했다. 반면 이 환자는 행복, 슬픔, 분노 등의 감정을 경험하고 표현하는 데는 아무런 문제가 없었다.

"뭐가 그렇게 불안해? 마음을 굳게 가지면 되지!"라고 하면 안 되는 이유

전통적인 상담치료, 인지행동치료는 앞서 언급한 피질에 의한 불안을 다루는 데 주로 집중해 왔다. 대뇌의 예측과 판단, 논리적인 구조에서 과도하게 부정적이고 현실과 동떨어지며 역기능적인 사고를 좀 더 긍정적인 사고로 바꾸는 데 초점을 맞춘 것이다. 이는 분명한 효과가 있지만, 이것만으로 편도체-자율신경계 기반의 불안을 없애기엔 그 효과가 제한적이다. 앞서 말했듯 편도체에 의한 불안은 이런 논리적 과정에 따른 것이 아니기 때문이다.

진료실에서 환자와 보호자가 같이 들어와서 상담을 하다 보면, 환자가 얘기하는 불안 증상을 옆에서 듣던 보호자가 갑자기 버럭하거나 한숨을 쉬며 절레절레 고개를 젓는 모습을 자주 보게 된다. 보호자의 입장에서 "불안할 일이 전혀 없는데도 대체 왜 그러는지 이해가 안 간다. 그냥 너가 예민해서 그렇다."라고 하는 것이다. 하지만 환자가 불안과 공포를 느끼는 것은 단순히 예민해서 그런 것도 아니고, 논리적으로 생각해 보라고 설득해서 될 일도 아니다. 불안을 일으키는 편도체는 경험에 의해서만 학습하며 불안 상황에서 무의식적, 자동적으로 자율신경계가 반응하므로 아무리 논리적으로 생각해보라며 대뇌 피질을 설득해도 한계가 있다.

겁이 많던 나의 조상 덕분에 오늘의 내가 있다

편도체는 생존을 위한 우리 몸의 경보장치 역할을 한다. 앞서 언급한 우르바흐-비테증후군을 가진 사람은 공포나 두려움을 가지지 않으므로 총이나 칼을 든 사람을 맞닥뜨려도 몸이 떨리고 긴장되는 신체적 반응을 나타내지 않는다. 우리의 조상 중에 만약 이런 사람이 있었다면, 생존하여 후손을 남길 가능성이 상대적으로 낮았을 것이다. 경보 장치가 울리지 않아 자율신경계의 투쟁-도피반응이 나타나지 않고, 위험 상황에 대한 대처속도가 다른 사람들보다 떨어졌을 테니 말이다. 달리 말한다면, 당신이 불안을 다른 사람들보다 크게 느끼고, 작은 자극에도 위험을 감지하여 신체적 정신적 반응을 잘 나타낸다면 당신의 조상 또한 편도체와 자율신경계가 잘 발달하여 경보를 잘 울리는 겁이 많은 원시인이었을 것이다. 그렇기 때문에 생존할 수 있었고, 자신을 닮은 후손을 남겼다. 이렇게 생각해본다면 편도체에 의한 불안과 자율신경계 반응은 생존을 위한 보호자 역할을 하는 고마운 존재라고 할 수도 있다. 비록 잘못된 학습 과정을 거치기도 하고, 이로 인해 과잉 반응을 일으켜서 나를 괴롭게 하기도 하지만 말이다.

요약하자면 불안을 일으키는 경로는 피질을 통해 시작하는 느린 경로와, 편도체에서 시작하는 빠른 경로 두 가지가 있다. 두 경로 모두 편도체가 불안과 두려움을 느끼는데 관여한다. 따라서 나를 괴롭게 하는 불안을 잠재우려면 우선 내가 가지고 있는 불안들이 어떤 것인지 실체를 정확히 파악하여 분류해야 한다. 그다음 피질의 사고과정에서 논리적인 오류가 있다면 이를 바로잡고 보다 현실적인 생각으로 대체해야 한다. 무엇보다 중요한 것은 편도체의 과도한 활성화와 자율신경계 기능을 바로잡는 것이다.

머릿속의 과민한 경보장치를 다시 프로그래밍하려면

편도체와 자율신경계에 의한 과도한 불안 반응을 억제하고 재학습시키기 위해서는 무엇보다 자신이 가진 불안의 실체를 정확히 알아차리는 것이 중요하다. 막연한 불안감에 휩싸여 있기보다는 구체적으로 어떤 상황에서, 어떤 신체 증상과 함께 불안이 나타나는지 객관적으로 파악하는 것이다. 불안의 정도, 빈도, 지속시간, 동반 증상 등을 가능한 한 구체적으로 관찰하고 기록하는 것만으로도 막연했던 불안의 실체에 대한 이해와 통찰이 생긴다.

다음으로는 이렇게 관찰된 불안 반응에 바람직하게 대응하는 방법들을 배우고 익히는 과정이 필요하다. 불안감이 밀려올 때 이를 그대로 받아들이고 몸의 반응을 있는 그대로 관찰하는 것이다. 심장이 쿵쾅대고, 숨이 가빠지고, 온몸에 열이 확 도는 것 같은 이 느낌 말이다. 우리의 뇌는 평생에 걸쳐 끊임없이 변화하고 적응하는 능력, 즉 신경가소성neuroplasticity을 가지고 있다. 이런 가소성 때문에 이전에는 전혀 없었던 특정한 상황에 대한 불안이나 공포가 학습되기도 하지만, 이미 학습된 공포와 불안을 이 신경가소성을 이용해 다시 프로그래밍하는 것도 가능하다.

이를 위해서는 불안할 때 동반되는 이런 신체 변화들을 억누르거나 피하려 하지 말고, 그저 열린 마음으로 지켜보는 것이 필요하다. 편도체가 경보를 울리는 상황을 계속 회피하게 되면, 편도체의 입장에서는 이렇게 울린 경보로 인해 성공적으로 위험을 회피했다고 인지하게 된다. 경보장치가 울릴 상황을 계속 피하는 것은, 부적절하게 울린 경보장치를 정당화하고 점점 강화시키는 것과 같다. 그러므로 비정상적인 불안을 없애려면, 역설적이게도 불안을 느끼던 상황과 그때 나타나는 증상을 다시 새로운 방식으로, 반복적으로 경험해야 한다. 그렇게 해야 새로운 프로그래밍이 가능하다. 앞서 말했듯 편도체는 논리적 설득이 아닌 경험에 의해서만 학습되기 때문이다. 불안은 파도처럼 밀려왔다가 시간이 지나면 자연스럽게 가라앉는다. 중요한 것은 파도를 막으려 애쓰기보다 그 과정을 그저 지켜보는 태도다. 이런 자세야말로 불안에 허덕이는 것이 아니라 한 발 뒤로 물러나 상황을 객관적으로 바라볼 수 있는 힘을 키워준다.

편도체의 과잉 불안 반응을 무력화시키는 데는 이런 불안 유발 상황에 점진적이고 반복적으로 노출되는 것이 매우 효과적이다. 처음엔 불안감을 충분히 느낄 수 있는 약한 자극부터 시작해서 점차 강도를 높여 가는 방식으로 단계적 노출을 시도하는 방식을 많이 택한다. 불안을 유발하는 상황에 점진적으로 맞닥뜨리면서 이에 적응해나간다면, 지금껏 그토록 두려웠던 상황도 사실은 큰 위협이 되지 않는다는 걸 체득하게 되고 편도체와 자율신경계 반응은 재학습된다.

이와 함께 불안을 유발하는 비합리적 사고를 좀 더 현실적이고 균형 잡힌 것으로 바꾸려는 노력도 병행되어야 한다. 예컨대 '작은 실수라도 하면 모든 게 엉망이 될 거야' 같은 극단적이고 파국적인 생각이 들 때, 이를 '사소한 실수쯤이야 누구나 할 수 있지. 그 정도로 모든 게 무너질 리는 없어' 같은 합리적이고 긍정적인 사고로 의식적으로 대체하는 것도 필요하다. 이런 인지 재구성 과정을 반복하다 보면 자연스레 불안에 대한 자동적 반응 패턴도 서서히 바뀌어갈 수 있다.

불안에 압도되기보다 그것을 있는 그대로 받아들이면서 재경험하는 연습, 불안 유발 상황에 능동적으로 맞서고 적응력을 높이는 노력, 불안을 부추기는 사고 패턴을 유연하고 합리적인 것으로 바꾸어가는 과정. 바로 이것이 과민해진 편도체를 재학습시켜 스트레스 반응성을 낮추고 불안에 대한 내성을 기르는 핵심 전략이라 할 수 있다. 단기간에 이루어지진 않더라도 불안은 분명 서서히 누그러진다.

이런 과정이 결코 순탄치만은 않겠지만, 그 과정이 지나면 반드시 좀 더 강인하고 유연한 마음을 가지게 될 것이다.

'불안이 앞으로 나타나지 않을 것이다'라는 생각보다는 '세상을 살다 보면 또 불안할 일이 있겠지만, 큰 문제는 없을 것이고 나는 잘 대처할 거야'라는 생각이 보다 현실적으로 극복할 수 있는 힘을 준다. 불안을 나 자신을 더 깊이 만나는 기회이자 친구처럼 품어 안는 연습, 바로 거기서부터 불안으로부터의 자유가 시작된다.

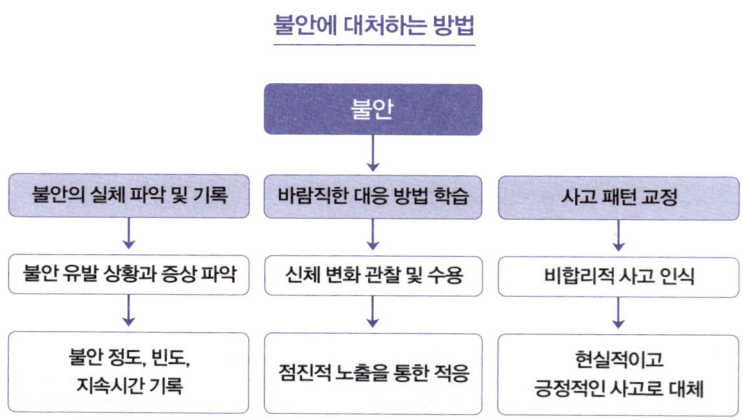

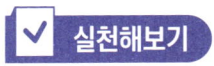

불안 다스리기 3단계 훈련

1단계: 나의 불안 지도 그리기

　내 안의 불안을 구체적으로 파악하는 것, 이것이 불안 다스리기의 첫걸음이다. 불안장애 환자를 처음 대면하여 진료를 할 때, 구체적으로 불안을 느끼는 사항에 대해서 물어보면, 한참 동안 대답을 하지 못하는 경우가 많다. 불안이 오래될수록 이런 경향이 있다. 막연한 불안감을 많이 가지고 있으면 실제로 걱정을 하고 대비해야 할 현실적인 상황들과 막연하게 '불안한 기분'을 구분하는 것이 점점 어려워진다. 따라서 내 불안의 실체를 있는 그대로 마주하는 것은 첫 번째로 중요한 과제가 된다.

　내가 불안함을 느끼는 상황, 생각들을 가능한 한 구체적으로 열거해보자. 회의 시작 전, 식당에 들어갈 때, 지하철에 탑승 시 등 어떤 상황에서 불안감이 들끓는지 빠짐없이 적어보자. 그런 상황에서 나타나는 불안감의 정도, 지속시간, 빈도 등을 0에서 10까지 척도로 표시해보자. 불안감과 함께 동반되는 신체증상(심장 두근거림, 호흡곤란, 현기증, 떨림 등)과 감정의 변화(초조, 두려움, 불안 등)도 있다면 함께 적어보자. 불안 상황을 맞닥뜨렸을 때 내가 보이는 반응(회피, 도망, 안전 추구 행동 등)도 메모해두자.

😊 예시

●상황 1

불안을 느끼는 상황과 내용 | 지하철 탑승 시, 갑자기 쓰러지진 않을까 걱정이 된다.

불안 정도 | 8/10

지속 시간 | 보통 20분

빈도 | 출퇴근 시 간헐적, 사람이 많으면 주로 발생

동반 신체 증상 | 심장이 마구 뛰고, 숨쉬기가 힘들고, 어지러움, 손에 식은땀이 난다.

감정의 변화 | 극도의 불안감과 공포심, 초조함

나의 반응 | 되도록 사람이 많지 않은 칸을 타려 하고, 혼자 타는 것이 힘들어 동행인과 함께 탄다.

●상황 2

불안을 느끼는 상황과 내용 | 상사와 마주쳤을 때의 불편한 감정, 실적에 대한 압박감

불안 정도 | 6/10

지속 시간 | 상사와 대화하는 동안 내내

빈도 | 매일 직장에서 상사와 마주칠 때마다

동반 신체 증상 | 얼굴이 화끈거리고, 목소리가 떨리고, 입술이 바짝 마른다.

감정의 변화 | 긴장감, 초조함, 자신감 저하

나의 반응 | 상사의 눈치를 보며 필요 이상으로 공손한 말투를 사용한다. 대화를 빨리 끝내려 한다.

●상황 3

불안을 느끼는 상황과 내용 | 친구들과의 모임 자리에서 소외되진 않을까, 나에 대해 안 좋게 생각하진 않을까 하는 불안

불안 정도 | 4/10

지속시간 | 모임 내내

빈도 | 일주일에 한 번 정도의 모임 때마다

동반 신체 증상 | 입안이 바짝 마르고, 목에 뭔가 걸린 듯한 느낌

감정의 변화 | 위축감, 소외감, 왠지 모를 서글픔

나의 반응 | 되도록 말수를 줄이고, 먼저 말을 꺼내지 않는다. 모임이 빨리 끝나기만을 기다린다.

●상황 4

불안을 느끼는 상황과 내용 | 상황과 관계없이 수시로 건강에 대한 걱정, 신체 증상이 나타날 때 마다 몸에 큰 다른 이상이 있는 건 아닐까 의심하고 생각하게 됨

불안 정도 | 5/10

빈도 | 하루에도 3~4번

동반 신체 증상 | 두근거림, 식은땀, 속쓰림

감정의 변화 | 걱정, 공포

나의 반응 | 끊임없이 생각을 하고 질병에 대한 정보를 반복해서 인터넷에서 찾아본다.

이렇게 구체적인 상황에서의 불안 양상을 빠짐없이 기록해본다. 숨기고 싶은 모습일수록 더 정직하게 써내려 가는 것이 중요하다.

나의 불안을 있는 그대로 직면하는 용기 있는 시도 자체가 치료의 시작이기 때문이다.

　이 작업을 마쳤다면, 이번엔 내 불안 목록을 하나하나 살펴보며 '피질 기반 불안'과 '편도체 기반 불안'으로 분류해볼 것이다.

　피질 기반 불안은 주로 실제 상황보다 과장되고 부정적인 '생각'에서 비롯된다. 미래에 대한 걱정, 과거 경험의 반추 같은 것들이다. 예를 들면 상황 2에서 '상사가 내 실수를 지적하면 어쩌지', '내가 무능해 보이면 어쩌지' 같은 생각에서 비롯된 불안이 이에 해당된다. 이런 피질 기반 불안은 비교적 오랜 시간 지속되는 편이고, 강도는 다소 약한 편이다.

　반면 편도체 기반 불안은 특정 자극에 대한 즉각적이고 강렬한 신체 반응과 관련 있다. 위협적으로 느껴지는 대상이나 상황을 마주했을 때, 교감신경계가 활성화되면서 심장 박동 증가, 호흡 곤란 등의 급성 증상으로 나타난다. 예컨대 상황 1에서 지하철에 탑승하자마자 극심한 공포감과 함께 숨이 막히고 현기증이 나는 것은 편도체가 주도하는 불안반응의 대표적 예시라 할 수 있다. 편도체 기반 불안은 피질 불안에 비해 지속시간은 짧은 편이나 증상의 강도가 강하다.

　물론 개인에 따라 정도의 차이는 있겠지만, 대부분의 불안장애 환자는 이 두 가지 불안 유형을 함께 겪는다. 또 두 가지의 특성을 모두 가진 불안도 아주 많다. 이렇게 목록으로 정리해서 내가 주로 느끼는 불안을 분류하고 먼저 파악을 해본다.

2단계: 불안을 부추기는 나의 자동적 사고 바꾸기

불안의 실체를 파악했다면, 이번엔 그 불안을 부추기는 자동적 사고를 찾아 바꿔볼 차례다. 상황을 과도하게 부정적으로 해석하고, 위협적으로 받아들이는 이런 사고 습관이야말로 만성적인 불안의 원인이 된다. 그런데 이런 사고과정은 말 그대로 습관적인 것이라서, 의식의 흐름처럼 나도 인지를 못하고 있는 경우도 많다. 이런 부정적인 사고를 벗어나려면 먼저 그것을 정확히 포착해내는 것이 중요하다.

예시

● 상황 2 : 상사와 마주쳤을 때
부정적 자동사고 1 | '상사가 날 무능하다고 생각할 거야.'
대안적 사고 1 | '내가 최선을 다하고 있다는 걸 상사도 알고 계실 거야. 설령 실수가 있다 해도 그건 누구에게나 있는 일이지.'
부정적 자동사고 2 | '괜히 상사 앞에만 서면 말실수를 할 것 같아. 그럼 회사 생활 어떡하지?'
대안적 사고 2 | '지금까지 잘해왔듯 앞으로도 잘할 수 있을 거야. 실수를 한 적도 있지만 잘해서 칭찬을 들은 적도 있잖아?', '그리고 상사도 실수를 할 때가 있던데 뭘.'

● 상황 3: 친구들과의 모임 자리
부정적 자동사고 1 | '난 이 모임에 껴도 되는 걸까? 어색해서 눈치만 보게 될 것 같아.'

대안적 사고 1 | '물론 여기 있을 자격이 있지. 사람들은 각자의 개성을 존중하니까. 내 말을 귀담아 들어줄 좋은 친구들이야.'
부정적 자동사고 2 | '무슨 말을 해야 할지, 어떻게 행동해야 할지 모르겠어. 가만히 있으면 사람들이 날 이상하게 볼 거야.'
대안적 사고 2 | '굳이 무언가 특별한 걸 보여줄 필요는 없어. 그냥 편안한 마음으로 있는 그대로의 나를 보여주면 되는걸.'

이런 식으로 불안을 유발하는 상황을 떠올릴 때마다 머릿속을 스치는 부정적 자동 사고를 곰곰이 생각하며 종이에 쭉 적어보자. 그리고 그 사고의 진위와 유용성을 냉철히 따져본다. '이 생각이 과연 사실일까? 아니면 나의 자의적이고 부정적인 해석에 불과할까?', '이런 생각이 나에게 도움이 될까?' 반문해보는 것이다.

한 발짝 떨어져서 제3자의 관점에서 본다고 생각하면 더 좋다. 이렇게 차분히 정리하고 점검해보면 그 부정적 사고가 지나치게 확대 해석된 것이거나 상황에 대한 왜곡된 해석임을 깨닫게 된다.

이제 이 비합리적 사고를 좀 더 현실적이고 긍정적인 사고로 바꿔서 적어본다. '최악의 상황을 가정한 것뿐이야', '지나치게 일반화하는 건 아닐까?', '그 사람도 날 이해해주려 노력할 거야' 같은 식으로 말이다. 처음엔 어색하고 별로 와 닿지 않을 수 있다. 하지만 꾸준히 연습하다 보면 점차 이런 긍정적 사고가 자연스러운 습관으로 자리 잡을 수 있다. 전문가에게 상담 치료를 받는 것도 이런 역기능적 사고 과정을 바로잡는 데에 도움이 된다.

이 과정을 보면 알 수 있듯, 이런 인지 재구조화 작업은 주로 피질 기반의 불안, 즉 인지적 오류에서 비롯된 불안을 다스리는 데 효과적이다. 반면 편도체 불안을 다루기 위해선 생각을 바꾸기보단 감각과 정서에 직접 접근하는 훈련과 신체적 이완이 더 중요하다. 다음 단계에선 이에 대해 본격적으로 알아볼 것이다.

3단계: 불안을 바라보기

편도체 기반의 자율신경계 반응이 동반되는 불안을 다루는 데 가장 효과적이고 검증된 방법은 심호흡과 명상을 통한 이완법이다. 앞서 공황장애 챕터에서도 이를 다뤘었다. 이번에는 한 발 더 나아가, 불안 그 자체에 다가가 그것을 있는 그대로 바라보는 연습을 해 볼 것이다. 불안을 이루는 생각, 감정, 신체 감각에 의도적으로 주의를 기울이는 것이다. 이를 통해 불안과 건설적인 관계를 맺는 새로운 방식을 익히고, 편도체와 자율신경계의 흥분 상태를 낮출 수 있다.

불안을 바라보는 이 명상의 핵심은 불안을 경험하면서도 그것에 휩싸이지 않는 자세를 익히는 데 있다. 이는 심리학에서 말하는 '탈융합Defusion'의 자세와도 맞닿아 있다. 탈융합이란 떠오르는 생각과 감정을 나와 동일시하지 않고, 스쳐가는 구름처럼 바라보는 연습이다. 나에게 떠오르는 생각이나 감정들을 '나'와 동일시하지 않고, 그저 '생각'으로써 인식되게 한다. 예를 들어 '난 아무것도 할 수 없어'

라는 생각이 들면, '지금 무력감이 느껴지네'라고 감정에 이름을 붙여보기도 하는 것이다. 이렇게 언어의 힘을 빌려 내적 경험과 거리를 두는 연습이다.

이런 탈융합 기술은 불안에 압도되지 않는 힘을 길러준다. 목표는 불안을 완전히 없애는 것이 아니라, 불안과 거리를 두어 '불안을 경험하는 나'를 자각하는 것이다. 불안을 구성하는 요소를 알아차리고, 그것이 '나의 일부'일 뿐 '나 자체'는 아님을 깨닫게 되는 것이다. 그것이 불안 바라보기 명상과 탈융합 훈련의 목표다. 물론 이런 자세의 전환이 하루 아침에 이뤄지진 않는다. 꾸준히, 그리고 반복적으로 연습할 때 비로소 불안을 넘어서는 힘을 얻을 수 있다. 매일 10분씩, 2주 동안 불안 바라보기 명상을 실천해보자.

따라해보기

- 한 장소에 앉아 몇 차례 깊은 호흡을 한다. 천천히 숨을 마시고 내쉬며, 횡격막이 충분히 움직이도록 숨을 마실 때는 배가 올라오고, 내쉴 때는 배가 들어가도록 한다. 호흡은 분당 6회~10회 정도로 천천히 한다.

- 계속해서 심호흡을 하며, 천천히 온몸의 감각을 스캔한다. 불안할 때 나에게 어떤 신체적 변화가 일어나는지 살펴본다. 가슴 두근거림, 호흡 곤란, 복부 긴장감 등 불안이 만들어내는 감각에 호기심을 가지고 접근한다고 할 수 있다.

- 이제 불안을 동반하는 감정에 주의를 옮겨보자. 막연한 공포, 초조함, 불편한 느낌까지. 그런 감정을 있는 그대로 '알아차리는 연습'을 하는 것이다. 이전에는 불안에 빠져 허우적거렸다면, 이제는 내가 어떤 감정을 느끼는지 마치 제3자의 입장인 것처럼 바라보는 것이다.

- 다음은 불안을 유발하는 생각을 살펴볼 차례다. '큰일 날 것 같아', '통제할 수 없을 것 같아' 같은 두려운 생각이 떠오르면, 그 생각에 휩싸이지 말고 그저 지켜만 보자. 그런 생각이나 감정에 이름을 붙이는 것도 좋다. '불안이라는 감정이 나타나서 왔다 갔다

하는구나.', '긴장되는 생각이 스쳐 지나가는구나.' 하고 말이다.

- 이렇게 불안의 신체적, 정서적, 인지적 요소를 하나씩 알아차리며 그것을 온전히 느껴본다. 불안을 밀어내지 말고 그저 품어 안 듯 바라본다.

- 이제 불안에서 한발 물러나 보자. '불안을 경험하고 있는 나'를 자각하는 것이다. 제3자의 시점에서 보듯, 불안 그 자체를 느끼기 보단 '불안을 경험하고 있는 나'를 자각한다고 이해하면 쉽다.

기능성 소화불량, 담적

소화, 배설

 음식뿐만 아니라 마음도 속이
더부룩하게 한다면?

✓ 증상과 원인

제 위장 증상은 아주 오래됐어요. 고등학교 2학년 때부터 서서히 시작된 것 같아요. 지금 생각해보면 그때부터 과도한 학업 스트레스에 시달리기 시작했거든요. 입시 공부가 많이 힘들었는데, 부모님의 기대가 너무 컸어요. 기대에 부응하고자 하는 의지도 강했고 공부도 잘하는 편이었어요. 나름의 욕심이 많다 보니 밤새 공부하는 날이 많았죠.

식사는 거의 거르다시피 했어요. 먹어도 든든하지 않고 금방 체했어요. 그때부터 명치 끝이 자주 답답하고 더부룩했던 것 같아요. 하지만 수험생한테 흔한 일시적인 현상이려니 하고 그냥 넘겼죠. 대학교 때는 그래도 좀 나았어요. 대학교를 졸업 후 직장에 들어 갔는데, 과중한 업무에 적응하느라 더 힘들어졌어요. 신입사원이다 보니 야근도 잦고, 실적에 대한 평가와 압박도 컸거든요. 한동안 극심한 스트레스에 시달렸어요. 그때부터 제 소화기 증상이 더 악화된 것 같아요. 회사 밖에 있을 때도 일에 대한 걱정에 머리가 복잡하고, 소화가 안 되더라고요. 잠도 잘 오지 않아 오래 뒤척이다 보면 아침에 일어나기도 너무 힘들었어요.

위장 증상은 점점 더 심각해졌어요. 밥을 먹어도 소화가 잘 안되고, 자주 체하고 구토까지 하게 되더라고요. 명치 끝이 콕콕 쑤시고 아팠어요. 가스가 차서 늘 뱃속에서 '꾸룩꾸룩' 소리가 났죠. 변비도 심했어요. 소화가 안 될 때는 두통, 어지러움까지 나타났습니다. 급기야 작년에는 회식 도중에 너무 심한 복통으로 화장실에서 쓰러졌던 적도 있었어요. 나중에 내시경도 했는데 검사상으로는 큰 문제는 없다고 하더라고요. 그때 처음으로 내 증상이 스트레스와 연관된 것임을 알게 되었죠.

그 일을 계기로 직장도 그만뒀어요. 쉬면서 몸과 마음의 균형을 찾아보려 했는데, 생각처럼 쉽지 않더라고요. 위장 증상은 여전히 반복되고, 만성피로에 시달리고 있거든요. 삶의 의욕도 많이 떨어졌어요. 무엇보다도 제 몸에 대한 막연한 불안감이 가장 큰 것 같아요. 혹시 뭔가 심각한 병이 숨어 있는 게 아닐까 하는 걱정에 마음을 놓을 수가 없어요. 병원을 전전했지만, 뾰족한 수가 없다는 말만 들었죠.

기능성 소화불량으로 진료를 받으러 오신 J씨의 이야기다. 심한 기능성 소화불량과 동반되는 다양한 전신 증상을 겪으며, 이로 인해 일상에도 지장을 받고 있었다.

기능성 소화불량은 증상이 시작된 지 최소 6개월 이상 되었으며, 그 중 최근 3개월 동안 조기 포만감, 속쓰림, 상복부 통증 등의 증상이 반복적으로 나타나고, 내시경 등 검사에서 위궤양·위암 등 기질적 원인이 발견되지 않을 때 진단된다.

기능성 소화불량 환자에게는 단순히 위장의 불편감뿐만 아니라, 두통·어지러움·만성피로·불면증·두근거림같은 전신 증상이 흔히 동반된다. 이는 위장관 운동과 감각을 조절하는 자율신경계가 전신의 스트레스 반응과도 연결되어 있기 때문이다.

온몸에 증상이 나타나는 만성적인 소화불량인 담적

기능성 소화불량의 원인은 자율신경계의 문제, 헬리코박터 파일로리균 감염, 위산 분비 장애, 유전적·환경적 요인, 정신 사회적 요인, 생활 습관 등이 복합적으로 작용한다. 하지만 개인적으로 생각할 때 이중 가장 중요하고 지속적인 요인은 바로 자율신경계다. 위의 진단기준에서 보듯, 기능성 소화불량은 위궤양과 같은 기질적 질환이 없는데도 소화불량이 있을 때 진단된다. 비유를 하자면 컴퓨터가 고장이 났는데 하드웨어의 이상은 없다는 것이다. 내부의 소프트웨어 문제, 즉 신경계의 기능적 문제라고 할 수 있고, 위장관의 기능을 자율신경계가 담당하기 때문에 그렇다. 따라서 기질적 원인이 없거나 경미한데도 소화작용이 제대로 일어나지 않는 기능성 소화불량 환자분들의 상당수가 자율신경계의 문제를 가지고 있고, 이로 인한 전신 증상들을 함께 가지고 있다는 것이다.

이렇게 만성적인 소화불량과 함께 전신적인 증상을 가지는 것을 한의학적으로는 담적痰積이라고 부르기도 한다. 대중들에게도 최근 많이 알려진 한의학적 개념인데, 담痰이란 병리적인 대사 산물이 체내에 쌓여 있는 것을 말하고, 적積은 그것이 오래되어 기능의 저하를 일으키는 것을 말한다. 소화불량 증상뿐 아니라 전신적인 증상을 나타내는 것이 특징인데, 자율신경실조로 인한 기능성 소화불량과 거의 증상이 유사하다.

위 사례의 J씨도 이런 사례였다. 본인이 원하던 직장에 취직한 후 기쁘던 것도 잠시, 업무는 언제나 긴장과 스트레스의 연속이었다. 퇴근을 해서도 맘 편하게 긴장을 풀기가 힘들 정도로 업무량과 스트레스가 과도했다. 그런 상태에서 밥을 먹으면 언제나 속이 더부룩하고 체한 듯이 명치가 아팠다. 이런 증상은 점점 심해져 식후에 소화가 안 되면 속만 불편한 것이 아니라 두통과 어지러움, 가슴 답답함이 동반될 정도가 되었다. 평소에도 업무로 스트레스와 불안이 심했는데, 소화불량 증상 자체가 또 불안감을 일으키기도 했다. 음식을 먹을 때마다 '먹고 또 아프면 어떡하지…' 하는 불안감이 들었다.

소화불량은 이처럼 섭식에 대한 불안감을 키운다. 그러다 보면 자연스레 대인관계도 위축되기 마련이다. 식사 약속을 피하게 되고, 사람 만나는 것 자체가 스트레스가 되니까. 직장 생활에서도 소화불량으로 인해 집중력이 떨어지고 업무 능률이 저하되기도 한다. 이렇듯 소화불량은 단순히 소화기 증상에 그치지 않고 삶의 질 전반에 그림자를 드리운다. 먹는 것은 단순한 생존 욕구 충족 이상의 의미를 지니는데, 그 기쁨을 빼앗기 때문이다. 왜 내 몸은 음식을 거부하는 걸까? 소화불량을 호소하는 내 몸이 나에게 전하고 싶은 메시지는 무엇일까?

스트레스가 소화기에 미치는 영향

소화불량으로 고생하는 많은 분들이 공통적으로 호소하는 것이 있다. 바로 만성적인 스트레스이다. 극심한 업무 스트레스, 대인 관계의 어려움, 가족 간의 갈등, 불안정한 미래에 대한 걱정 등이 쌓이다 보면 어느새 속이 쓰리고 더부룩해지곤 한다. 마치 소화되지 않은 스트레스 덩어리가 위장에 뭉쳐 있는 듯한 느낌이다.

스트레스가 소화불량을 일으키는 것, 어떻게 가능할까? 스트레스와 소화기 증상의 관계는 우선 장-뇌 축 Gut–Brain Axis 으로 설명할 수 있다.

우리 뇌는 스트레스를 받으면 HPA 시상하부–뇌하수체–부신 **축을**

통해 온몸에 경고 신호를 보내는데, HPA 축은 스트레스 상황에서 스트레스 호르몬인 코르티솔을 분비하여 우리 몸이 에너지를 동원하고 스트레스 환경에 적응하도록 돕는 시스템이다. 또 자율신경계 중 교감신경이 활성화된다. 이런 변화는 위의 운동성을 저해시키고, 위 점막의 혈류량을 감소시켜 위산에 의한 손상에 취약하게 만든다.

마치 긴급 상황에 처한 몸이 소화에 들이던 에너지를 다른 데로 급히 돌리는 것 같다. 비유를 하자면 전시 상황이 되어 모든 물자와 인력을 전쟁을 대비하는 데 집중하며 당장의 중요성이 떨어지는 업무는 중지시키는 상황을 떠올리면 쉽다. 이렇게 되면 위장의 운동성이 떨어지니 음식물이 제때 소화되지 않고 위에 오래 머물면서 더부룩함, 속쓰림 같은 증상을 일으키게 되는 것이다.

이런 변화는 장내 미생물 환경에도 영향을 준다. 만성 스트레스가 유익한 미생물은 줄어들게 만들고 해로운 미생물은 늘어나게 만들어 장내 미생물 환경의 불균형 상태를 만든다는 연구 결과가 있다. 마치 다양한 꽃들로 가득하던 정원에 잡초만 우거지는 것처럼 말이다. 장내 미생물 불균형은 염증반응을 증가시키고 장벽을 약하게 만들어 소화불량을 심화시킨다.

스트레스가 소화기에 미치는 영향

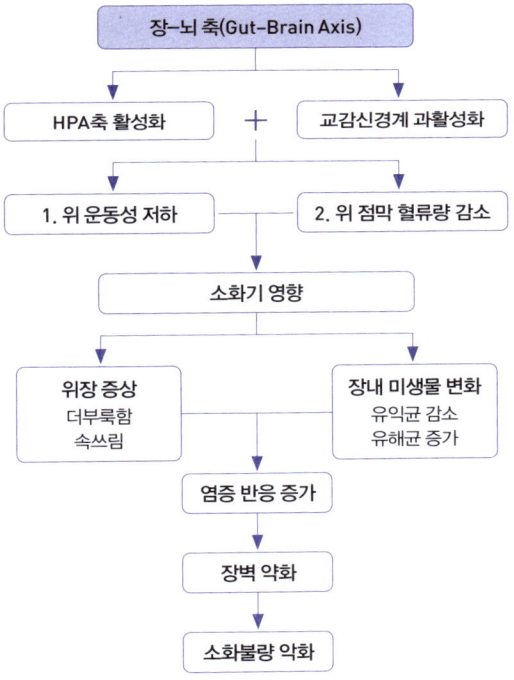

📎

비유: 전시 상황

평상시: 다양한 업무 수행 → 정상적인 소화 기능
전시: 전쟁 대비에 집중 → 당장에는 비필수적인 소화 기능 저하

소화기의 변화가 뇌에 미치는 영향

그런데 스트레스와 소화불량의 관계, 여기서 끝이 아니다. 놀랍게도 장 속의 변화가 다시 뇌에 영향을 준다. 장-뇌 축Gut-Brain Axis은 스트레스가 장의 기능에 영향을 주는 한 방향의 네트워크가 아니라, 소화기의 건강상태가 다시 뇌에 영향을 주는 쌍방향 네트워크라는 사실이 점차 밝혀지고 있다.

예를 들어 세로토닌은 행복감, 만족감과 관련된 물질이다. 세로토닌은 뇌에서 작용하지만, 흥미로운 점은 세로토닌의 90% 이상이 장에서 생성된다는 점이다. 장내 미생물 균형이 깨지면 세로토닌 합성이 줄어들게 된다. 실제 동물 실험에서 장내 미생물이 결핍된 무균 쥐는 혈중 세로토닌 농도가 낮고 불안 행동을 더 많이 보이기도 했다. 소화기 건강이 나빠져 장내 미생물의 균형이 깨졌더니, 행복과 만족감 같은 감정에 영향을 주는 세로토닌의 감소가 나타난 것이다.

장내 미생물 불균형은 그 외에도 도파민, GABA 등 다양한 신경전달물질의 생성에도 영향을 미친다. 장내 미생물은 이런 물질들의 전구체를 합성하거나, 신경전달물질의 생성을 조절하는 효소의 활성도를 변화시키는 것으로 알려져 있다. 실제로 우울증 환자의 장내 미생물을 분석해보면, 건강한 사람과 다른 구성을 보이는 것이 연구를 통해 밝혀졌다.

이런 세로토닌, 도파민, GABA 같은 신경전달물질들은 뇌의 감정 조절에 중요한 역할을 한다. 세로토닌은 기분을 안정시키고 불안을 줄이는 데 관여하고, 도파민은 즐거움과 보상을 느끼게 해준다. GABA는 뇌의 과잉 흥분을 가라앉히는 역할을 한다. 그런데 장내 미생물의 균형이 깨지면 신경전달물질의 합성과 분비, 그리고 기능 조절이 동시에 흔들리게 된다. 이로 인해 뇌에서 이 물질들의 작용이 약해지고, 결국 기분을 안정적으로 다스리기가 어려워진다. 마치 행복과 안정을 만드는 데 필요한 재료가 바닥난 것처럼 말이다.

이렇듯 소화기관의 건강은 단순히 소화 기능에만 국한되지 않는다. 장과 뇌는 끊임없이 대화를 나누면서 서로의 상태에 영향을 주고받는다. 장 속의 미생물 불균형, 염증, 점막 손상 등은 다양한 경로를 통해 뇌의 기능에 변화를 일으키고, 이는 우울, 불안 등의 정서적 어려움으로 이어질 수 있다.

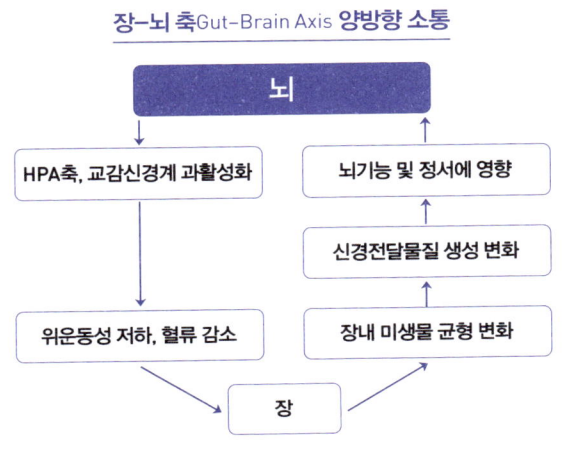

뇌와 장은 하나로 연결되어 있다

소화기의 활동을 잘 이해하려면 또한 반드시 알아야 할 것은 장 신경계Enteric Nervous System, ENS다. 장 신경계는 위장관 벽에 분포하면서 소화, 흡수, 배설 등 우리 몸의 소화 기능을 총괄 지휘하는 복잡한 신경 네트워크다. 장신경계는 자율신경계의 일부로 여겨지기도 하는데, 자율신경계가 장신경계와 연결되어 그 활동을 조절하기 때문이다. 그러면서도 장신경계는 뇌와는 상당히 독립적으로 작동할 수 있어서 '제2의 두뇌'라는 별명으로 불리기도 한다.

자율신경계와 장신경계는 긴밀히 상호작용하며 소화 기능을 조절한다. 스트레스 상황에서 교감신경이 활성화되면 장신경계의 활동이 억제된다. 그러면 위장관의 운동성이 감소하고, 소화액 분비도 줄어든다. 반면 부교감신경이 우세해지면 장신경계가 활발히 일하면서 소화 기능이 촉진된다. 이렇듯 자율신경계의 균형 상태가 장신경계의 활동을 좌우하는 셈이다.

장신경계는 스스로 판단하고 행동하는 능력도 갖추고 있다. 뇌와 별개로 움직일 수 있으니 제2의 뇌라고 할 만하다. 위에 음식물이 들어오면 위산 분비를 지시하고, 음식물이 잘 소화되도록 위 근육의 수축과 이완을 조절한다. 또 장내 세균이나 바이러스 같은 침입자를 감지하면 면역세포를 활성화시켜 방어 작전을 펼치기도 한다. 뇌에서 일일이 명령을 내리지 않아도, 장신경계가 현장에서 상황 판단을 내리고 즉각 대응하는 셈이다.

또한 뇌와도 긴밀히 소통하면서 유기적인 공조 체계를 이룬다. 앞서 언급한 장-뇌 축 Gut-Brain Axis이라고 불리는 소통 채널을 통해 뇌는 장신경계에 지침을 내리기도 하고, 장신경계는 소화기관의 상태를 뇌에 보고하기도 한다. 장과 뇌의 이런 긴밀한 대화는 우리 몸의 항상성을 유지하는 데 결정적인 역할을 한다.

따라서 기능성 소화불량을 다스리기 위해서는 자율신경계와 장신경계의 조화로운 소통을 되살리는 게 중요하다. 과민해진 교감신경을 진정시키고, 약해진 부교감신경의 활동을 북돋우는 것. 이 책에서도 계속 강조하고 있는 명상, 느리고 깊은 호흡, 규칙적 운동을 통한 생활관리와 이완 요법이 중요하다. 아울러 장신경계의 건강을 위해 균형 잡힌 식단과 건강한 생활습관으로 장내 환경을 최적화하는 것 역시 중요하다.

자율신경계와 장신경계의 균형을 되찾는 것. 그것은 곧 뇌, 장, 그리고 우리 몸 전체의 조화로운 대화를 회복하는 과정이기도 하다. 우리 몸의 소통 체계를 더 깊이 이해할수록, 기능성 소화불량을 비롯한 현대인의 많은 건강 문제에 대한 실마리를 찾을 수 있으니까.

마음과 장의 연결고리를 찾아서

동서고금을 막론하고 사람들은 늘 몸과 마음의 연결고리에 대해 고민해왔다. 최신 뇌과학의 성과가 장-뇌 축 Gut-Brain Axis이라는 개념으로 뇌와 장의 소통을 설명하고 있지만, 사실 한의학적 관점에서는 오래전부터 이는 당연한 개념이다. 마음이 불편할 때 속도 불편하고, 소화기관의 기능 저하가 마음에도 영향을 주는 것, 소화기의 문제가 단순히 음식을 먹는 것에만 영향을 주는 것이 아니라 신체 전신의 건강과 질병 발생에 관여한다는 것 말이다.

한의학에서 가장 중요하게 생각하는 것이 인체의 균형이다. 인체의 장기 기능들의 상호작용과 균형 말이다. 정서 상태와 소화기능도 마찬가지다. 예를 들어 한의학의 '간기승비肝氣乘脾'라는 개념은 스트레스와 감정의 문제가 어떻게 소화기 증상으로 이어질 수 있는지를 설명해준다. 간기승비는 스트레스에 의해서 발생한 소화기 장애를 나타내는 증후군 개념과 비슷하다고 할 수 있는데, 분노, 걱정, 우울 같은 부정적 감정에 의해서 유발되는 소화장애, 더부룩함, 식후 불편감, 설사 등의 증상을 나타낸다. 이를 치료하는 시호소간산, 통사요방 같은 처방들은 소화를 돕는 약재가 포함되어 있고 소화장애에 대표적인 처방이기도 하면서 스트레스로 과활성화된 교감신경을 진정시키고 부교감신경의 기능을 촉진시키는 역할을 한다.

반대로 장-뇌 축gut brain axis에 의해서 소화기의 건강이 뇌 건강과 감정에 영향을 준다는 것이 밝혀지고 있는 것처럼, 소화기를 다스려서 정서적인 증상들을 치료하는 개념도 한의학에선 아주 흔하고 자연스럽다. 비위기능소화기의 건강상태의 문제가 우울, 분노, 불안 등 감정의 이상을 일으킨다고 의서들에서 명확하게 직접적으로 언급하고 있으니 말이다.

　예를 들어 귀비탕, 온담탕, 억간산 같은 한약 처방들은 각각 식욕부진, 소화불량, 구역감·구토 등의 소화기 증상에 많이 사용되는 처방인데, 우울증과 무기력함, 불안장애와 공황장애, 분노와 공격 행동 등의 정신과적 증상에도 많이 사용된다. 똑같은 처방인데 전혀 다른 증상에도 처방될 수 있다는 점이 재밌다.

　한의학에서는 이미 수백 년 전부터 소화기가 전신 건강에 미치는 영향에 대해 주목하고 있었다. 예를 들어 금원사대가는 한의학 역사에서 금·원金元 시대의 유명한 의학자 네 명을 필두로 한 네 개의 학파를 일컫는데, 그중에서도 이고라는 의사는 소화기관의 건강을 특히 중요시했다. 당시 금나라는 계속되는 전란과 불안정한 정세로 많은 사람들이 극심한 배고픔, 추위, 심리적 불안감에 시달리는 경우가 많았는데, 이로 인해 많은 질병에 시달렸다. 이런 백성들을 치료하던 이고는 비위소화기의 건강이 좋을 때는 많은 질병을 예방할 수 있고, 소화기의 문제가 상당수의 신체적·정신적 질환의 근본적 원인이 된다는 것을 관찰했다. 그리고 이를 바탕으로 한 학설을 펼쳤다. 이는 보토파補土派라는 하나의 학파를 형성했고, 그가 주로 사용한 처방들은 계속해서 발전을 이뤄 현재도 많이 사용되고 있는데, 대부분 소화기의 기능을 회복시킴으로써 다양한 신체적·정신적 증상들을 치료한다는 특징이 있다.

　한약 처방 속 개별 약재 성분들은 신경전달물질 조절, 장내 미생물 균형 회복, 장벽 보호, 항염증 작용 등 다양한 경로를 통해 장-뇌 축Gut-Brain Axis의 기능 개선에 기여한다는 점이 연구를 통해서 현재도 계속 밝혀지고 있다.

편안한 위와 마음을 위한 작은 실천

이렇게 살펴봤듯이, 소화불량은 단순히 위장의 문제가 아니다. 우리의 몸과 마음, 신경계가 복잡하게 상호 작용하듯이 소화불량 역시 삶의 여러 측면이 복잡하게 얽혀 만들어낸 결과물이라고 할 수 있다. 그렇기에 소화불량을 다스리기 위해서는 단순히 수동적으로 약을 먹는 것 이상의 노력이 필요하다. 생활 습관의 변화, 그리고 자신의 몸과 마음에 대한 세심한 관찰과 이해가 뒷받침되어야 하는 것이다.

규칙적인 운동과 충분한 수면, 그리고 스트레스 관리 방법을 찾는 것도 중요하다. 가벼운 산책이나 스트레칭으로 하루 30분 이상 몸을 움직인다든지, 좋아하는 취미 활동으로 심신의 휴식을 취하는 것, 명상이나 복식 호흡으로 마음을 다스리는 것도 모두 도움이 된다.

이런 생활습관의 개선과 더불어, 식사습관도 당연히 중요하다. 어떤 음식을 먹느냐에 대한 이야기도 중요하긴 하지만, 이런 정보는 워낙 많으니 이번에는 조금 다른 이야기를 해보려고 한다. 소화불량을 개선하기 위한 식사 습관으로 '어떻게 먹어야 할지'에 대해서 이야기 해보려고 하는데, 우리가 음식을 대하는 태도를 되돌아보는 것과 연관이 있다. 바로 다음 〈실천해보기〉에서 다룰 '마인드풀 이팅'이 주는 통찰이다. 마인드풀 이팅은 먹는 순간에 온전히 집중하고, 음식을 섭취하는 과정 자체를 즐기는 연습이다. 이는 소화 기능 개선에도 직접적인 도움이 되는데, '먹는다'는 행위와 내 몸, 그리고 마음의 관계를 새롭게 정립하는 계기가 될 것이다.

물론 이런 생활습관과 인식의 변화가 하루아침에 이뤄지진 않을 것이다. 하지만 작은 습관 하나하나를 실천하다 보면 끝에는 분명 지금보다 더 몸과 마음의 균형을 되찾은 당신이 기다리고 있을 것이다.

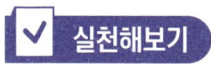

마인드풀 이팅
(먹는 즐거움을 포기하지 않고 음식을 제대로 소화시키는 방법)

먹는 즐거움을 다시 찾는 마인드풀 이팅

소화불량으로 고생하는 분들은 대부분 식사에 대한 불안과 두려움을 가지고 있다. 음식을 먹는 것 자체가 스트레스가 되기도 한다. '내 몸에 맞지 않는 음식인가?', '이걸 먹으면 또 체할까?' 하는 걱정 때문에 식사 시간이 즐겁지 않을 수 있다. 정작 입에 음식을 넣어도 음식의 맛과 식감을 음미할 여유가 없다. 먹는 행위 자체가 불안하니까.

또한 병원에서 의사에게 소화불량이 심하니 밀가루 음식, 기름진 음식, 자극적인 음식을 다 피하라는 설명을 듣고 나서, '그동안 인생의 가장 큰 즐거움이 먹는 것이었는데, 그럼 앞으로 먹는 즐거움을 평생 포기하라는 거에요?'라는 생각이 들었을지도 모른다.

하지만 소화불량이 있다고 해서 먹는 즐거움을 포기해야만 하는 건 아니다. 물론 좋지 않은 음식을 피하는 것이 필요하긴 한데, '무엇을 먹을지'에 대한 고민은 그동안 많이 했으니 잠시 내려놓고, '어떻게 먹을지'에 대한 고민을 좀 더 해볼 필요가 있다. 이는 먹는 즐거움을 포기하는 것이 아니라 다시 되찾기 위한 노력이다. 우리가 먹는 순간에 온전히 집중하고 음식의 맛을 제대로 느끼며 음미하는 것이 소화 기능 개선에도 도움이 될 수 있기 때문인데, 이런 먹는 방식을 '마인드풀 이팅Mindful Eating'이라고 한다.

 마인드풀 이팅은 마음챙김Mindfulness 명상에서 유래한 개념이다. 먹는 순간 오로지 '먹는다'는 행위 그 자체에만 집중하는 것이다. 먹기 전에는 음식의 색깔, 모양, 냄새를 자세히 관찰하고, 입에 음식을 넣으면 씹는 과정 하나하나에 주의를 기울인다. 이렇게 하다 보면 자연스레 천천히, 꼭꼭 씹어 먹게 된다. 또 적당량을 먹는 것에도 도움이 된다. 소화불량 때문에 먹는 즐거움을 포기해야 한다는 우울감에 빠져 있기보다는, '먹는 즐거움'이란 무엇일까에 대해서 다시 한번 생각해 볼 필요가 있다. 내가 생각하는 진정한 먹는 즐거움은 나의 감각에 집중하고 음식의 맛과 향을 제대로 느끼면서 먹는 것이다. 이렇게 먹는 즐거움을 포기하지 않는 것이 소화가 잘되는 데에도 더 중요하다.

마인드풀 이팅의 효과

 마인드풀 이팅의 효과는 과학적으로도 입증되고 있다. 여러 연구들에서 마인드풀 이팅이 스트레스와 동반되는 소화불량 증상, 식후 더부룩함, 복부 팽만감 등을 개선한다고 보고하고 있다. 또한 마인드풀 이팅은 소화기능만 개선하는 것이 아니라 자율신경계를 안정시켜 스트레스 반응을 완화한다.

 마인드풀 이팅이 소화에 도움이 되는 이유는 여러 가지로 설명할 수 있다. 우선 음식을 먹기 전 바라보고, 향을 맡고, 음식에 대해 생각을 하는 것에서부터 우리의 소화 과정은 시작된다. 레몬을 떠올리면 침이 고이듯이, 음식을 먹기 전 생각을 하거나 시각, 후각 등의 자극에 의해서도 장신경계가 활성화되면서 위장 운동과 소화액 분비가 시작될 준비를 한다.

자율신경계와 장신경계가 건강한 사람은 이런 과정이 자연스럽게 일어나지만, 조절 기능이 약한 사람은 이런 반응이 잘 나타나지 않을 수 있다. 감각에 집중하여 천천히 하는 식사는 그런 사람들에게도 장신경계의 활성화가 잘 나타나도록 돕는다고 할 수 있다. 이를 통해 위산 분비와 위장 운동성이 증가하게 된다.

또한 음식을 입에 넣고 천천히, 꼭꼭 씹어 먹으면 침 분비가 촉진되고 음식이 잘게 부수어져 소화 효소가 작용할 수 있는 표면적도 커진다.

또한 마인드풀 이팅은 마음을 안정시키고 스트레스를 낮추는 효과도 있다. 자율신경계의 균형을 되찾고 소화기관이 원활히 움직일 수 있도록 돕는 것이다. 즉, 교감신경의 긴장 반응은 줄어들고 부교감신경의 휴식-소화 반응은 강화된다.

마인드풀 이팅은 장-뇌 축의 건강한 소통에도 기여한다. 신체감각에 집중한 상태에서 식사를 할 때 내장감각에 대한 뇌의 인지도가 높아진다. 즉, 배고픔이나 포만감 같은 위장관에서 오는 신호를 더 잘 인지하게 되는 것이다. 이는 과식을 예방하고, 적절한 양의 음식을 섭취하는 데 도움이 된다.

뿐만 아니라 마인드풀 이팅은 우리가 음식을 대하는 태도 자체를 근본적으로 바꿔준다. 먹는 행위를 단순히 배고픔을 해결하는 수단이 아니라, 감각을 즐기고 삶의 에너지를 얻는 경험으로 인식하게 된다. 이런 긍정적인 태도의 변화는 음식에 대한 불안과 두려움을 줄이고, 소화 기능을 북돋우는 데 도움이 된다.

- 마음챙김(마인드풀니스) 상태 → 현재 상태에 집중하는 연습
- 마음챙김 명상 → 호흡에 집중 → 스트레스 감소
- 마인드풀 이팅 → 식사와 먹는 감각에 집중 → 소화기능 개선, 먹는 즐거움 회복

마인드풀 이팅이 소화에 도움 되는 원리

생리적 측면
- 침, 소화액 분비 촉진
- 꼭꼭 씹어 음식 입자 크기 감소
- 감각에 집중하여 천천히 하는 식사는 부교감신경 자극, 장신경계 활성화, 위장 운동성 증가

심리적 측면
- 스트레스 감소로 소화 환경 개선
- 자율신경계 균형 회복

장-뇌 축 Gut–Brain Axis 개선
- 내장감각 인지 향상
- 배고픔/포만감 신호 인식 개선

따라해보기

1. 편안한 자세로 앉아 심호흡을 몇 번 해준다. 마음을 안정시키고 지금 이 순간에 집중할 준비를 하는 것이다. TV를 끄고 스마트폰은 내려놓고, 음식에만 집중할 준비를 한다.

2. 음식을 먹기 전에 감사하는 마음을 가져본다. 이 음식을 만들어 주신 분, 재료를 길러주신 분, 이 식사를 함께 하는 사람들을 생각하며 감사의 마음을 느껴본다.

3. 음식을 눈으로 자세히 관찰한다. 색깔, 모양, 크기 등을 유심히 바라보자. 냄새도 음미해보자.

4. 본격적으로 씹기 전, 음식을 입 안에서 굴려보자. 음식의 질감과 온도를 느껴본다.

5. 천천히, 꼭꼭 씹는다. 씹는 횟수를 세어가며 최소 20번 이상 씹어보자.

6. 음식의 맛을 음미한다. 단맛, 신맛, 짠맛, 쓴맛, 감칠맛 등 다양한 맛을 찾아본다. 먹는 동안 다른 생각이 나서 집중이 흐트러지면, 다시 먹는 행위 자체로 주의를 돌린다. 음식을 먹으면서 느껴지는 감각과 나의 감정 상태를 주의 깊게 관찰한다.

7. 적당히 포만감을 느끼면 천천히 젓가락을 내려놓는다. 배가 70~80% 정도 찼다고 느껴질 때가 적당하다.

8. 식사를 마친 후 나의 몸과 마음에 나타나는 반응을 알아차린다. 지금 마친 식사는 어떤 식사였는가?

마인드풀 이팅은 단순히 먹는 방법만 알려주는 게 아니다. 내 몸의 신호에 귀 기울이고, 먹는 행위 자체를 즐기는 법을 가르쳐준다. 처음에는 어색하고 번거롭게 느껴질 수도 있다. 하지만 꾸준히 마인드풀 이팅을 연습하다 보면 먹는 순간이 더 이상 불안과 걱정의 시간이 아닌, 감사와 기쁨의 시간으로 바뀌어 있을 것이다. 그리고 어느새 내 몸도 음식을 더 잘 소화시키고 있음을 알게 될 것이다.

과민성대장증후군　　　소화, 배설

 조금만 신경 써도 장이 민감해지고
불편하다면?

✓ 증상과 원인

증상이 급격하게 심해지기 시작한 것은 대학교 1학년 입학하고 나서였어요. 어릴 때부터 긴장을 잘하고 장이 예민한 편이었긴 했지만요. 학교에 다니기 위해 타지로 이사 와서 새로운 환경에 적응해야 하는 스트레스, 익숙지 않은 전공과목 공부와 반복되는 과제, 시험, 인간관계에서의 고민 등 이런 변화가 스트레스로 많이 작용한 것 같아요.

스트레스 상황이 있을 때마다 배가 아파서 급하게 화장실을 가게 됐어요. 시험기간이나 신경을 많이 쓰는 날에는 하루에 5~6번 화장실을 간 적도 있어요. 증상이 심할 때는 갑자기 화장실을 가고 싶을까 봐 외출하기도 꺼려질 정도였습니다. 복통과 설사가 반복되고, 설사를 안 할 때는 변비가 심하기도 하고 증상이 복합적으로 나타났어요. 가스도 많이 발생해서 신경이 쓰였는데, 조용한 도서관이나 강의 시간에 배에서 소리가 나서 민망했던 적도 한두 번이 아니에요.

과민성대장증후군 증상으로 내원한 대학생 K씨의 이야기다. 일상의 스트레스가 쌓이면서 심해진 복통과 화장실 가는 횟수의 증가를 처음에는 대수롭지 않게 넘겼지만, 증상은 악화일로를 걸었다. 내과에서 대장 내시경을 했는데 아무 이상이 없었다. 약을 복용해도 증상들이 여전했고, 가스와 복통으로 수업에 집중할 수 없었다. 증상이 심해질수록 친구들과의 약속과 외출도 걱정되고 점점 심리적 위축이 심해지셨다고 했다.

몸과 마음에 모두 악영향을 끼치는 과민성대장증후군

K씨의 이야기는 과민성대장증후군Irritable Bowel Syndrome, IBS 환자들이 흔히 겪는 경험을 보여준다. IBS과민성대장증후군는 만성적인 복통, 복부 불편감, 배변 습관의 변화설사 또는 변비 등을 특징으로 하는 질환이다. 내시경 등의 검사에서는 특별한 이상이 발견되지 않지만, 일상을 크게 방해하는 증상들이 지속되는 게 바로 과민성대장증후

군이다.

실제로 IBS는 전 세계적으로 인구의 약 10~15%가 겪고 있는 매우 흔한 질환인데, '밥 먹고 화장실 가는 게 좀 불편한 병' 정도로 가볍게 여겨지는 경우가 많다. 하지만 K씨의 사례에서 보듯 심한 경우에는 학업, 업무 능률, 대인관계, 사회 활동 전반에 지대한 영향을 미친다. 외식, 여행, 데이트 같은 즐거운 일상조차 불안과 걱정으로 가득 차게 된다.

게다가 IBS는 환자의 정신건강에도 큰 악영향을 미친다. 통제할 수 없는 장 증상에 대한 불안, 부끄러움, 우울감에 시달리는 경우도 많다. 이는 다시 증상을 악화시키는 악순환으로 이어진다. 즉, 신체적 고통뿐 아니라 정신적, 사회적인 불편함을 야기할 수 있다.

과민성대장증후군은 장이 아니라 자율신경의 문제이다

우선 첫 번째로 기억해야 할 것은, 과민성대장증후군은 이름과 달리 대장의 문제가 아니다. IBS의 진단기준 자체가 대장내시경 등 검사에서 대장에 기질적, 구조적 이상이 없음을 전제로 한다. IBS는 장관의 움직임을 조절하는 능력이 떨어져서 발생하는 상태로, 실제로는 뇌와 자율신경계에 관련된 문제에 가깝다.

많은 현대적 연구들이 과민성대장증후군이 스트레스, 감정의 변화, 자율신경계의 불균형 등과 밀접하게 연관되어 있음을 밝혀내고 있다. 우선 스트레스는 교감신경을 과활성화시키고 부교감신경은 억제하는 방향으로 작용한다. 이는 자율신경계의 균형을 무너뜨려 장 기능에 직접적인 문제를 일으키게 된다. 급성 스트레스 상황에서 교감신경의 활성화는 대장 운동을 증가시킬 수 있다. 이는 일종의 방어기전으로 해석될 수 있는데, 위험한 상황에서 장 내용물을 빨리 배출시켜 몸을 가볍게 하려는 반응으로 이해되기도 한다. 반면 만성적인 스트레스 상황에서는 교감신경의 지속적인 활성화, 부교감신경의 억제가 오히려 장 운동을 억제하기도 한다. 장기화된 스트레스는 소화기관의 기능 저하를 만들고, 장 운동의 리듬을 깨뜨려 변비를 일으킬 수 있다. 결국 스트레스에 의한 자율신경의 실조는 복통, 설사, 변비를 모두 일으킬 수 있는 것이다.

그런데 이것이 몸에서 일회성으로 일어나는 사건이 아니라는 것이 문제다. IBS로 인한 복통, 설사, 변비 증상은 현대인의 생활 양식에서는 굉장한 스트레스로 작용하기 때문이다. 식사 후 언제 화장실을 갈지 모른다는 불안감, 중요한 회의 중에 복통이 올까 봐 느끼는 걱정, 외출과 여행이 두려운 나머지 겪게 되는 위축감까지. IBS로 인한 신체적, 정신적 고통이 다시 스트레스가 되어 자율신경계 이상을 심화시키고, 이는 IBS 증상을 더욱 악화시키는 것이다. 이렇게 IBS와 스트레스는 서로를 부추기며 악순환의 고리를 형성하게 된다.

더불어, 앞선 장에서도 다루었던 장-뇌 축^{Gut-Brain Axis} 또한 스트레스가 과민성대장증후군에 영향을 미치는 경로이다. 장-뇌 축^{Gut-Brain Axis}은 중추신경계와 장 신경계, 그리고 장내 미생물 사이의 양방향 소통 체계라고 앞서 언급했다.

스트레스 상황에서 뇌는 시상하부-뇌하수체-부신 축 HPA axis을 활성화시켜 코르티솔 같은 스트레스 호르몬을 분비한다. 이 호르몬들은 혈류를 타고 장으로 이동해 직접적으로 장 기능에 영향을 미친다. 코르티솔은 장의 투과성을 증가시키고 염증 반응을 유발할 수 있어, 과민성대장증후군의 증상을 악화시킬 수 있다.

또한, 스트레스는 장내 미생물의 균형에도 영향을 준다. 건강한 장내 미생물총은 우리 몸의 면역 기능, 대사, 그리고 심지어 정서 상태에도 중요한 역할을 한다. 그런데 스트레스는 이 장내 미생물의 구성과 다양성을 변화시킬 수 있다. 만성 스트레스 상황에서는 유익균의 수가 줄어들고 해로운 균의 수가 늘어나는 경향이 있다. 이런 변화는 장 기능의 이상을 초래하고, 과민성대장증후군의 증상을 더욱 악화시킬 수 있다.

과민성대장증후군 IBS의 본질

> 대장의 문제 ×, 대장의 운동조절 문제 ○
> 대장의 움직임을 조절하는 뇌와 자율신경계의 문제

IBS와 스트레스의 악순환

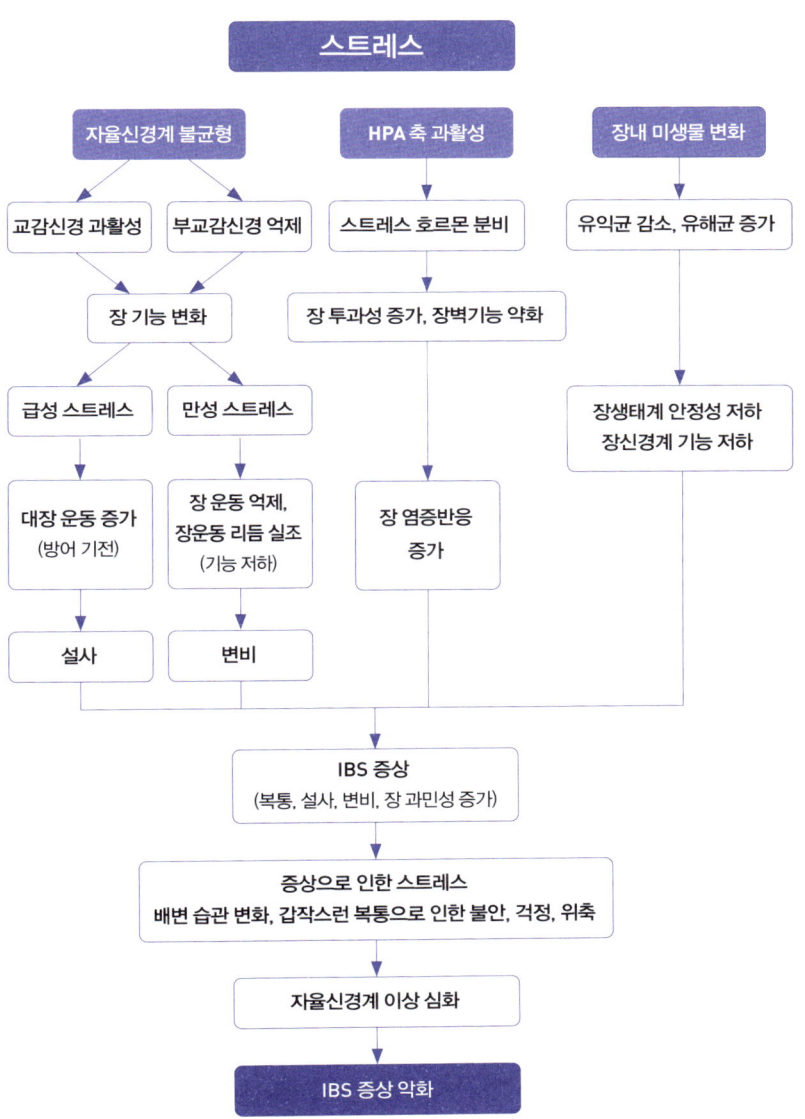

과민한 뇌, 예민한 장

이런 요인들로 과민성대장증후군을 앓는 분들의 장은 만성적으로 감각이 예민해져 있다. 건강한 사람에게는 별것 아닌 자극이 IBS 환자들에게는 심한 복통을 유발하기도 한다. 예를 들어 소화가 잘 안 되는 음식을 먹어서 약간의 소화불량이 있을 때 느끼는 더부룩함은 누구나 일상적으로 겪을 수 있는 흔한 증상이다. 그런데 IBS 환자들은 이런 사소한 불편감조차도 마치 내장을 조이는 듯한 통증과 배변 욕구로 이어진다. 대체 이런 민감성이 지속되는 이유는 뭘까? 단순히 환자의 성격이 예민해서 그럴까?

이 질문에 답하기 위해 과학자들은 IBS 환자의 장과 뇌의 상호작용을 심층적으로 살펴보기 시작했다. 그래서 IBS 환자들을 대상으로 독특한 실험을 시행했다. 항문을 통해 직장 안으로 풍선을 삽입한 후 팽창시키는 방식으로 실험을 했다. 건강한 사람들을 대상으로 했을 때는 풍선의 부피가 어느 정도 커져야 불편감을 느꼈다. 그런데 IBS 환자들 대부분은 그보다 훨씬 작은 풍선 부피에서도 불편감을 호소했다. 마치 그들의 장이 지나치게 예민해진 것 같았다. 이 실험은 IBS 환자들이 정상인과는 다른 내장 감각을 가지고 있다는 걸 보여주는 결정적인 증거가 되었다.

또 다른 연구에서는, IBS 환자에게 스트레스 상황에서 직장 자극에 대한 감각 변화를 관찰했다. IBS 환자들에게 항문을 통해 직장에 풍선을 넣고 팽창시키는데, 경미한 스트레스 자극을 가해서(양쪽 귀에 서로 다른 음악을 들려줌) 직장 자극에 대한 감각이 과민해지는지를 관찰한 것이다. 실험결과 IBS 환자들은 경미한 스트레스 자극을 받았을 뿐인데, 직장 감각이 과민해지면서 더 큰 불쾌함을 호소했다. 반면 건강한 사람에게 같은 방식으로 실험했을 때는 스트레스 자극을 줬을 때도 불편감을 더 크게 호소하지 않았다. 이 연구는 IBS환자들이 스트레스에 대한 장의 반응성이 크다는 것을 나타낸다.

이런 내장 과민성은 뇌의 활동과도 밀접히 연관되어 나타난다. 기능적자기공명영상fMRI으로 IBS 환자들의 뇌를 관찰했더니, 직장 자극에 대한 그들의 뇌 활성화 패턴이 정상인과는 매우 다르게 나타난 것이다. 작은 자극에도 내장 감각 처리와 통증 조절에 관여하는 뇌 영역들이 과도하게 활성화되었다. 마치 작은 불편감도 '위험해! 아파!'라는 경고음으로 받아들이는 것 같았다.

그런데 재밌는 점은 이런 내장 과민성은 실제 장 기능의 이상과는 크게 관련이 없다는 점이다. IBS 환자들의 대장 운동성을 살펴본 연구에서 정상인과 별다른 차이가 발견되지 않은 연구도 많았기 때문이다. 객관적인 장 상태보다는, 그 신호를 받아들이고 해석하는 뇌의 민감도가 문제인 셈이다.

이 모든 연구 결과들은 IBS의 내장 과민성이 자율신경계 이상과 뇌-장 소통의 오류임을 시사한다. 만성 스트레스로 자율신경계 균형이 깨지고, 뇌는 장에서 오는 신호를 과대 해석하기 시작하는 것이다. 마치 사소한 것에도 불안해하고 예민하게 반응하는 사람처럼 말이다. 그래서 IBS 치료의 핵심은 이런 과민해진 뇌와 예민해진 장 사이의 대화를 바로잡는 것에 있다. 명상, 이완요법, 유산소 운동, 인지행동치료 등으로 자율신경계의 균형을 되찾고 스트레스에 대한 뇌의 반응성을 낮추는 것이다.

    IBS 환자들의 배 속에서 벌어지는 전쟁, 그 중심에는 과민한 뇌와 예민한 장의 착오가 있다. 그리고 그 오해의 출발점에는 자율신경계의 혼란이 자리 잡고 있다. 교란된 뇌와 장의 대화를 회복시키기 위한 여정, 쉽지는 않지만 가야 할 길은 명확하다.

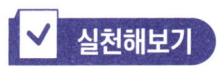

부글거리는 배를 진정하기 위한 저포드맵 식단과 식단일기

과민성대장증후군을 개선하는 식단관리

앞선 글에서 언급했듯이, 과민성대장증후군 개선을 위해서는 자율신경계 균형 회복을 돕는 명상, 호흡 훈련, 이완요법, 유산소 운동 등이 모두 도움이 된다. 이런 방법들은 앞서 많이 다뤘으니, 여기서는 식단관리에 대해서 이야기해보자.

식단 관리 역시 과민성대장증후군 증상 조절을 위해 중요하다. 그런데 막상 인터넷에 검색해보면 너무나 많은 정보들이 쏟아져서 혼란스럽기도 하다. 여기서는 그중에서도 가장 과학적 근거가 탄탄한 식단 요법을 소개해드리려고 한다.

바로 '저포드맵Low FODMAP 식단'이다. 이 식단은 IBS 환자의 50~80%에서 증상 완화 효과를 보이는 것으로 알려졌다. FODMAP이란 'Fermentable발효당, Oligosaccharide올리고당, Disaccharides이당류, Mono-saccharides단당류 And Polyols당알코올'의 약자다. 소화 흡수가 잘 안 되고 대장에서 발효가 되어 가스를 일으키는 탄수화물들을 뜻한다. 이런 포드맵이 풍부한 식품을 섭취하면 장내 가스 생성과 삼투압 변화를 일으켜 IBS 증상을 악화시킬 수 있다.

그래서 저포드맵 식단에서는 이런 식품들의 섭취를 제한하는 것이다. 한번 살펴보면 다음과 같다.

고포드맵 식품(제한해야 할 식품들)

과일 | 사과, 배, 망고, 체리, 수박, 자두, 복숭아, 살구, 아보카도, 건포도 등

채소 | 양파, 마늘, 아스파라거스, 양배추, 브로콜리, 버섯류, 완두콩 등

유제품 | 우유, 요거트, 아이스크림, 연성 치즈(리코타, 마스카포네) 등

곡물 | 밀, 호밀, 보리 함유 식품

단백질 식품 | 콩류(렌틸콩, 강낭콩, 병아리콩 등) 등

감미료 | 꿀, 고과당 옥수수 시럽, 아가베 시럽, 소르비톨, 만니톨, 말티톨

※ 최근 유행하는 제로음료에 이런 감미료들이 많이 들어가므로 주의

저포드맵 식품(섭취 가능한 식품들)

과일 | 바나나, 블루베리, 레몬, 라임, 오렌지, 딸기, 포도, 키위 등

채소 | 당근, 셀러리, 오이, 옥수수, 가지, 청경채, 토마토, 후추류, 호박, 감자 등

유제품 | 락토프리 우유, 락토프리 요거트, 경성 치즈(체다, 모짜렐라, 파마산) 등

곡물 | 쌀, 퀴노아, 귀리, 메밀, 글루텐프리 빵/파스타 등

단백질 식품 | 달걀, 생선, 닭고기, 돼지고기, 쇠고기, 견과류, 씨앗

류 등

감미료 | 설탕, 메이플 시럽, 스테비아 등

포드맵 식단 조절 단계

주의할 점은 모든 IBS 환자에게 똑같은 식단이 맞는 건 아니라는 점이다. 포드맵 민감도에는 개인차가 크기 때문이다. 그래서 식단 조절은 단계적으로 접근하는 것이 좋다.

1. 제한 단계 | 첫 4주는 고포드맵 식품을 최대한 제한하는 '제한 단계'로 시작한다. 위에서 언급된 저포드맵 위주로 먹고 고포드맵은 최대한 피해서 식단을 짜면 된다. 이 기간 대부분의 환자들이 증상 호전을 경험한다.

2. 재도입 단계 | 이 단계는 6주~10주 정도 소요된다. 서서히 고포드맵 식품을 한 가지씩 식단에 다시 포함시킨다. 중요한 것은 하나씩 단계적으로 식단에 포함시키면서, 자신의 증상 악화와 연관된 식품이 무엇인지 알아가는 것이다. 음식에 대한 민감성이 모두 다르므로, 특히 나에게 민감한 포드맵 종류와 식품을 파악하는 시기다. 고포드맵을 완전히 제한한 식단은 지속하기가 현실적으로 어렵고 다양한 영양소 공급에 제한을 주므로, 이런 재도입 단계를 통해 나에게 맞는 음식을 찾는 과정이 중요하다.

3. 유지 단계 | 기록을 통해 알게된 자신에게 맞는 포드맵 식품을 적정량으로 섭취한다. 재도입 단계에서 파악한 자신의 포드맵 내성에 따라 식단을 구성하고, 고포드맵 음식 중에서도 자신에게 괜찮았던 것은 적정량 식단에 포함해도 괜찮다. 장기적으로 유지할 수 있으며, 식단의 다양성과 영양의 균형을 맞출 수 있는 음식과 식단들을 지속하면 된다.

이 과정에서 가장 중요한 건 식단 일기를 쓰는 것이다. 매일 먹은 음식과 증상의 변화를 꼼꼼히 기록해야, 나에게 맞는 식단을 찾을 수 있기 때문이다.

저포드맵 식단 일지 예시

1. 제한 단계

날짜	2024년 6월 24일(월요일) – 제한 단계 3주차
아침 오전 7:30	**메뉴** 흰쌀밥, 달걀찜, 무생채 **양** 쌀밥 1/2공기, 달걀찜 1개, 무생채 1/4컵
점심 오후 12:30	**메뉴** 현미밥, 닭가슴살 구이, 시금치 나물, 배추김치(소량) **양** 현미밥 2/3공기, 닭가슴살 100g, 시금치 나물 1/4컵, 김치 1숟가락
저녁 오후 7:00	**메뉴** 흰쌀밥, 고등어구이, 애호박볶음, 콩나물국 **양** 쌀밥 2/3공기, 고등어 1/2마리, 애호박볶음 1/4컵, 콩나물국 1공기
증상 기록	**오전** 증상 없음 **오후** 배추김치 섭취 후 경미한 복부 팽만감(강도 2/10) **저녁** 증상 없음

2. 재도입 단계

날짜	2024년 8월 5일(월요일) – 재도입 단계 2주차
아침 오전 7:30	**메뉴** 흰쌀밥, 된장국(재도입), 달걀말이, 시금치 나물 **양** 쌀밥 1/2공기, 된장국 1/2공기, 달걀말이 1개, 시금치 나물 1/4컵
점심 오후 12:30	**메뉴** 잡곡밥(재도입), 두부조림, 오이무침, 배추김치(소량) **양** 잡곡밥 2/3공기, 두부조림 1/4모, 오이무침 1/4개, 김치 1숟가락
저녁 오후 7:00	**메뉴** 흰쌀밥, 삼겹살 구이, 상추, 마늘(재도입, 소량), 된장찌개 **양** 쌀밥 2/3공기, 삼겹살 100g, 상추 5장, 마늘 5쪽, 된장찌개 1공기
증상 기록	**오전** 된장국 섭취 후 경미한 가스 발생(강도 2/10) **오후** 잡곡밥 섭취 후 증상 없음 **저녁** 마늘 섭취 후 복부 불편감(강도 3/10)

	3. 유지 단계
날짜	2024년 9월 16일(월요일) – 유지 단계 2주차
아침 오전 7:30	**메뉴** 흰쌀밥, 미역국, 달걀말이, 배추김치(소량) **양** 쌀밥 1/2공기, 미역국 1공기, 달걀말이 1개, 김치 1숟가락
점심 오후 12:30	**메뉴** 잡곡밥, 돼지불고기, 숙주나물, 된장찌개(소량) **양** 잡곡밥 2/3공기, 돼지불고기 100g, 숙주나물 1/4컵, 된장찌개 1/2공기
저녁 오후 7:00	**메뉴** 흰쌀밥, 갈치구이, 시금치 나물, 배추김치, 두부조림 **양** 쌀밥 2/3공기, 갈치 1/2마리, 시금치 나물 1/4컵, 김치 2숟가락, 두부조림 1/4모
증상 기록	**오전** 증상 없음 **오후** 된장찌개 섭취 후 경미한 가스 발생(강도 1/10) **저녁** 증상 없음
전반적인 상태	재도입 단계에서 파악한 내성을 바탕으로 식단을 조절하여 증상이 크게 개선됨 된장과 마늘은 소량으로 제한하고, 잡곡밥은 정상 섭취 가능 김치는 소량씩 꾸준히 섭취 중

　저포드맵 식단은 IBS 증상을 개선시키는 데에 많은 도움이 되지만, 주의사항과 한계도 있다. 우선 고포드맵 음식이 모두 몸에 나쁜 음식이라고 할 수는 없다. 오히려 영양 균형을 위해서 고프드맵 음식도 식단에는 필요하다. 예를 들어 저포드맵 식단을 하다가 식이섬유 섭취가 부족해져서 변비 증상이 심해지는 경우도 있다. 과도한 식단제한은 칼슘, 비타민 등 필수영양소가 결핍되기도 쉽다. 또한 저포드맵 식단으로 알려진 음식도 개인에 따라 맞지 않는 음식도 있다. 따라서 너무 도식적이고 극단적인 제한 식단은 피해야 한

다. 위에서 언급한 재도입 단계를 통해, 고포드맵 음식이어도 나에게 괜찮은 것은 식단에 포함하는 것이 필요하다.

나에게 맞는 식단을 찾아가면서 증상을 완화시키고, 근본적인 원인인 자율신경계의 건강을 개선하기 위해 스트레스 관리, 명상, 운동 등을 병행하는 통합적인 접근이 중요하다.

과민성 방광

소화, 배설

소변이 마려워 잠도 못 자고 차도 오래 못 탄다면?

✓ 증상과 원인

한밤중에 화장실에 가고 싶어 눈이 번쩍 떠집니다. 하루에 서너 번은 꼬박꼬박 야간뇨로 깨는 것 같아요. 화장실에서 나오면 잠은 오지 않고, 다시 잠들면 금세 또 화장실에 가야 해요.

낮에도 눈치가 보일 정도로 화장실을 자주 갑니다. 특히 직장에서 다 같이 일을 할 때도 저만 화장실을 자주 가게 되니 게으름을 피우는 것 같은 오해를 받을까 봐 걱정이 될 정도예요. 한번은 회의 중에 갑자기 화장실에 가고 싶은 생각에 사로잡혀 회의 내용에 집중할 수가 없었어요. 동료들 앞에서 자리를 뜨기가 눈치 보여서 그냥 참았죠. 하지만 방광이 터질 것 같은 느낌에 식은땀이 났어요. 간신히 회의가 끝나고 화장실로 뛰어갔지만, 소변을 봐도 뭔가 시원하지 않고 잔뇨감이 느껴졌죠. 이런 일이 반복되니 회사에 가는 게 점점 두려워졌어요. 집중력도 떨어지고, 피곤함은 누적되었죠.
버스나 지하철을 오래 타야 할 때는 정말 걱정부터 앞서요. 혹시 차 안에서 참다못해 실수라도 할까 봐, 아니면 많은 사람들 앞에서 화장실을 너무 자주 가는 모습을 보이게 될까 봐 전전긍긍하게 되더라고요. 결국에는 이동 자체를 기피하게 되었어요. 예전에는 밖에서 사람들과 어울리는 걸 좋아했는데, 이제는 모임 자리도 꺼려져요. 이렇게 고생을 하고 고민을 하는 게 소변 때문이라는 것이 주변에 털어놓기도 부끄러워요. 화장실 때문에 난처해질 상황을 계속 걱정하게 돼서 사람들과 마주치는 것도 점점 싫어졌어요

30대 직장인 A씨의 이야기다. 1년 전부터 시작된 자주 소변을 보는 증상(빈뇨), 자다가 소변 때문에 깨는 증상(야간뇨)으로 그는 일상생활에 큰 불편을 겪고 있었다. 잦은 야간뇨로 인해 숙면을 취하기 어려워서 만성피로도 심해졌고, 회의나 외근 중에 화장실에 가고 싶은 욕구를 참기 힘들어 일에 집중하기 어려웠다. 대중교통 이용마저 불안해질 정도였다.

과민성 방광의 3대 증상

이는 과민성 방광 증후군을 앓는 많은 사람들의 전형적인 모습이다. 과민성 방광은 방광에 기질적인 문제가 없는데도 급격하게 소변을 보고 싶고 참기 힘든 증상을 특징으로 하는 질환이다. 밤낮으로 화장실을 들락날락하느라 일상이 뒤죽박죽되고, 삶의 질을 크게 떨어뜨린다.

과민성 방광은 꽤 흔한 증상인데, 전 세계적으로 약 10%에서 20%의 성인이 증상을 겪는 것으로 보고된다. A씨의 이야기에서 읽을 수 있듯, 과민성 방광 환자들은 빈뇨(소변을 자주 보는 것), 절박뇨(급격히 소변이 마려워 참기 어려운 것), 야간뇨(밤중에 소변이 마려워 깨는 것) 3대 증상으로 고통받는다. 화장실에 자주 가지만 소변을 봐도 시원하지 않고, 방광이 채워진 듯한 불편감이 지속된다. 특히 절박뇨는 환자들에게 큰 불안감을 안겨준다. 화장실에 가지 않으면 소변을 지릴 것만 같은 공포감 때문에, 외출이나 사회 활동이 위축되기도 한다. 또한 야간뇨로 인한 수면장애는 낮 동안의 피로감으로 이어진다. 이렇듯 과민성 방광은 삶의 다방면에 영향을 미친다.

방광에는 문제가 없다는데…

"검사를 해보니 방광에 이상은 없다는데 왜 자꾸 화장실에 가고 싶죠?"

많은 과민성 방광 환자들이 품는 의문이다. 각종 검사를 받아도 방광염 같은 건 없다는데도 화장실 가는 게 마음대로 안 되고, 불편한 증상은 계속되니 당혹스러워한다.

과민성 방광은 소변을 참기가 힘든 증상인 절박뇨가 있으면서, 자주 소변을 보는 증상인 빈뇨, 밤 중에 수면 중 화장실을 가는 야간뇨가 주로 동반되고, 감염과 같은 다른 명백한 병변이 없는 증후군으로 정의된다. 요점은 바로 이것이다. 방광 자체에는 특별한 문제가 없다는 것이다. 방광염과 같은 질환에도 소변을 참기 힘든 증상, 빈뇨 등이 나타날 수 있지만, 방광염 같은 감염의 문제를 찾을 수 없을 때에만 과민성 방광으로 진단할 수 있다.

과민성 방광 증상이 있다고 해서 소변량이 특별히 많은 건 아니다. 환자들은 소변이 자주 마려운 데 실제로는 별로 나오지 않는다고들 하는 경우가 많다. 그 결과 잦은 화장실 방문에 비해 방광이 제대로 비워지지 않는 불쾌감을 호소하기도 한다.

그래서 과민성 방광은 임상적 진단이 중요하다. 급작스럽게 소변이 마렵고 참기 힘든 절박뇨가 나타나면서, 하루 8번 이상 소변을 보는 빈뇨 증상, 자다가 일어나서 소변을 봐야 하는 야간뇨 증상이 동반되는지 확인하는 게 진단의 핵심이다.

과민성 방광의 정의

주요 증상	• 절박뇨: 갑자기 소변이 마려워 참기 힘든 증상 • 빈뇨: 하루 8회 이상 소변을 보는 증상 • 야간뇨: 수면 중 여러 번 화장실을 가는 증상
진단 조건	• 방광에 명백한 병변 없음 • 방광염 등 감염 증거 없음 • 다른 질환으로 설명되지 않음 • 임상적 진단이 중요
특징	• 스트레스, 긴장, 불안 등 정서변화에 따라 증상 심화 • 실제 보는 총 소변량은 정상 • 방광이 제대로 비워지지 않는 느낌(잔뇨감) 흔함 • 삶의 질 저하: 사회활동 위축, 수면장애 등

자율신경실조가 있을 때 방광 기능의 변화

그렇다면 도대체 왜 이런 괴로운 증상들이 나타나는 걸까? 해답은 방광과 자율신경계의 관계에서 찾을 수 있다. 우리 몸의 배뇨 작용, 즉 소변을 보는 일은 자율신경계의 정교한 조율 아래 이뤄진다. 방광에 소변이 차오르면 이를 감지한 방광벽의 신경들이 척수와 뇌로 신호를 보낸다. 배뇨가 적절하다고 판단되면, 뇌에서는 척수의 배뇨중추로 신호를 보내고, 이에 따라 부교감신경이 활성화된다. 부교감신경 말단에서는 아세틸콜린이라는 신경전달물질이 분비되어 방광으로 메시지를 전달한다. 아세틸콜린을 받은 방광은 수축하고, 동시에 요도괄약근이 이완되어 배뇨가 시작된다. 이것이 소변을 보기 위한 정상적인 배뇨 반사의 과정이다.

그런데 만성적인 스트레스 상황이 지속되면, 자율신경계의 균형을 유지하는 데 문제가 생긴다. 만성적인 스트레스 상황이 지속되면, 부교감신경의 활성 또한 부적절하게 나타날 수 있다. 누적된 스트레스로 발생하는 자율신경계 이상은 교감신경과 부교감신경 둘 중 하나의 과활성화만 일어나는 것이 아니라, 조절 능력이 저하가 되는 것이므로 상황에 따라 양쪽 어디로든 치우침이 나타날 수 있다.

과민성 방광을 가진 분들은 자율신경계의 조절 능력이 떨어지면서 부교감신경의 활성이 과도하게 나타날 때 아세틸콜린이 과하게 분비되어 방광을 자극하는 것이다. 마치 살짝만 건드려도 울리는 버튼처럼, 방광도 사소한 자극에 과하게 반응하게 된다. 조금만 소변이 차도 스트레스에 의해 예민해진 부교감신경이 반응해 방광을 수축시키니, 화장실이 급해지는 것이다.

또한 우리 방광에는 자율신경계 중 교감신경의 조절을 받는 베타-3 아드레날린 수용체가 있는데, 정상적으로는 이 수용체가 방광 이완을 담당하여 방광이 과도하게 수축하는 것을 방지한다. 방광을 이완시켜 소변을 저장하는 데 도움을 주는 것이다. 그런데 만성 스트레스는 베타-3 수용체의 기능을 방해하게 된다. 그러면 부교감신경의 과활동을 제어하지 못하게 되는 것이다. 이것이 소변을 오래 저장하지 못하고 급하게 소변을 보고 싶게 만드는 것이다.

이런 사실들은 실험 연구를 통해서도 뒷받침된다. 한 연구에서는 쥐들에게 7일 동안 매일 다른 종류의 스트레스를 주어 스트레스 상황을 재현했다. 예를 들어, 쥐들을 강제 수영시키거나, 고정 장치에 고정시켜 구속시키거나, 발바닥에 전기충격을 주는 등의 방법이 사용되었다. 이렇게 해서 쥐들에게 만성적인 스트레스 상태를 유도했다. 그 결과, 스트레스를 받은 쥐들은 스트레스를 받지 않은 쥐들에 비해 소변을 훨씬 더 자주 보게 되었다. 이는 스트레스가 방광 기능에 직접적인 영향을 미친다는 것을 보여준다. 방광의 용량과, 배출 양, 배뇨 간격이 모두 줄어든 것이다. 또한 스트레스를 받은 쥐들은 신경성장인자, 히스타민의 증가가 나타났는데 이는 스트레스가 염증 반응을 촉진하여 방광의 민감성을 높이고 배뇨 빈도를 증가시킬 수 있음을 의미한다.

7일 동안이나 강제로 다양한 종류의 자극을 받아서 스트레스 반응이 유발되고, 결국 과민성 방광 증상이 발생한 쥐들이 불쌍하게 느껴지기도 한다. 하지만 한번 더 생각해보면, 어찌 보면 현대인들은 그 쥐들보다도 훨씬 더 오랜 기간 동안 끊임없는 스트레스 자극에 노출되어 있다. 강제 수영을 하는 쥐처럼 하기 싫은 것을 억지로 해야 할 때도 많고, 고정장치에 구속된 쥐들처럼 학교에, 직장에 부자유스럽게 오래 머물러야 할 때도 많다.

결국 만성 스트레스 속에서는 교감신경의 긴장 상태와 더불어,

부교감신경의 비정상적인 반응이 복합적으로 작용하면서 과민성 방광 증상이 나타나는 것이다. 방광이 작은 자극에도 쉽게 수축하고, 적은 양의 소변에도 절박감을 느끼며, 빈뇨로 고생하는 일련의 과정들 말이다. 이런 관점에서 보면 과민성 방광은 자율신경계 전체의 조화로운 균형이 깨진 결과라고 할 수 있다.

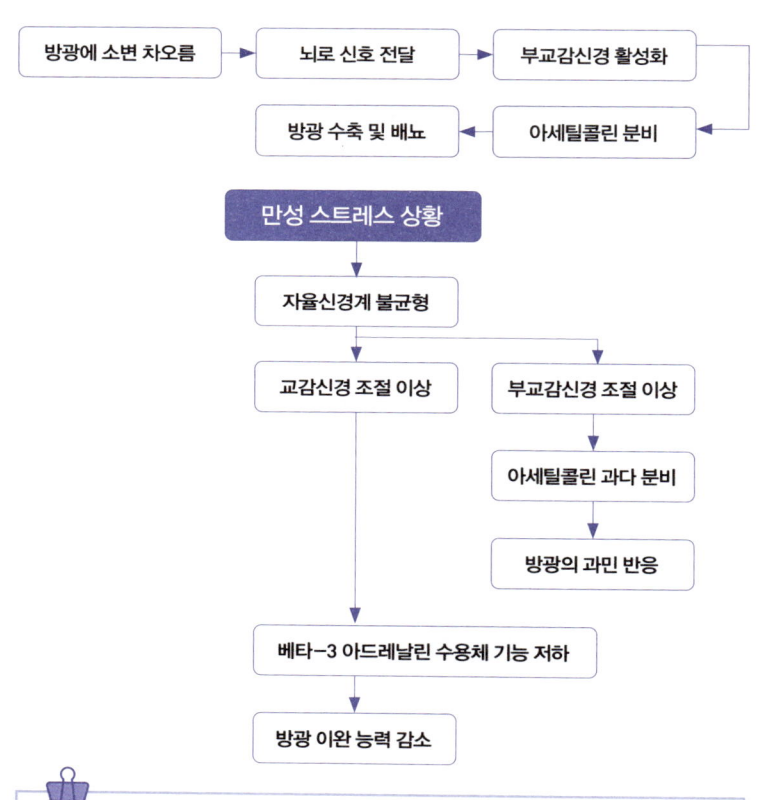

자율신경실조와 과민성 방광의 관계

정상 배뇨 과정
방광에 소변 차오름 → 뇌로 신호 전달 → 부교감신경 활성화 → 아세틸콜린 분비 → 방광 수축 및 배뇨

만성 스트레스 상황
자율신경계 불균형
- 교감신경 조절 이상 → 베타-3 아드레날린 수용체 기능 저하 → 방광 이완 능력 감소
- 부교감신경 조절 이상 → 아세틸콜린 과다 분비 → 방광의 과민 반응

결과: 과민성 방광 증상(방광에 소변이 차지 않아도 요의를 느낌)

빈뇨: 소변을 자주 봄

절박뇨: 참기 어려운 요의

야간뇨: 자다가 소변 때문에 반복해서 깸

과민성 방광 환자들의 심리적 상태

과민성 방광은 단순히 방광의 문제가 아니라, 환자의 전반적인 삶의 질과 정신건강에도 직결되는 문제다. 과민성 방광 환자들은 자존감 저하, 수치심, 절망감 등을 호소하는 경우가 많다. 화장실을 자주 가야 한다는 사실 자체가 자존감을 떨어트리고, 남들 앞에서 실수할지 모른다는 불안감은 수치심으로 이어지기도 한다.

과민성 방광 환자들은 그렇지 않은 사람들에 비해 우울증과 불안장애 유병률이 2배 이상 높다는 연구 결과도 있다. 특히 절박뇨가 심할수록, 방광 증상으로 인한 불편함을 크게 느낄수록 우울 증상도 심해지는 경향을 보였다. 연구에 따르면 과민성 방광 증상이 있는 사람들의 27.5%가 우울 증상을 동반하고 있었고, 그중 12%는 중등도에서 중증의 우울증을 겪고 있었다. 이는 과민성 방광이 없는 대조군에 비해 현저히 높은 수치다. 불안장애 유병률 또한 과민성 방광 환자들에서 유의하게 높았다.

이는 과민성 방광이 단순한 신체적 증상에 그치지 않고, 환자의 정신건강에도 심각한 영향을 미칠 수 있음을 시사한다. 체계적 문헌고찰 연구에서도 과민성 방광 환자들은 수치심, 당혹감, 자존감 저하를 흔히 경험하는 것으로 나타났다. 잦은 화장실 출입으로 인해 대인기피증이나 집 밖 활동의 제한, 수면장애, 성생활의 어려움, 전반적인 삶의 질 저하를 호소하는 경우가 많았다.

야간뇨로 인한 만성 수면 부족과 피로감은 우울감의 주요 원인이 되기도 한다. 절박뇨에 대한 걱정과 불안은 외출과 사회활동을 위축시키고, 이는 다시 고립감과 우울감으로 이어지는 악순환을 겪게 된다.

이처럼 과민성 방광은 정서적 건강에도 광범위한 영향을 미치는 질환이다. 따라서 증상의 조절과 함께 우울, 불안 등의 심리적 문제에 대한 통합적 관리가 필수적이다. 약물치료만으로 충분하지 않고 스트레스 관리를 위한 이완요법, 심리상담, 인지행동치료, 생활관리 등이 반드시 필요하다.

자율신경계 균형 회복을 위한 노력

지금까지 살펴본 것처럼, 과민성 방광은 단순히 방광의 문제가 아닌 자율신경계 전반의 불균형을 반영하는 신호다. 스트레스와 긴장, 불안, 현대인의 바쁜 일상이 자율신경계의 조화로운 작동을 방해하고, 그 결과 방광 기능에 이상이 생기는 것이다. 따라서 과민성 방광의 근본적 해결을 위해서는 자율신경계의 건강을 되찾는 것이 무엇보다 중요하다.

이를 위해서는 우선 '과민성 방광'이라는 진단명 너머에 담긴 자율신경계의 메시지에 귀 기울여야 한다. 잦은 배뇨, 절박한 요의는 우리 몸과 마음이 보내는 적신호와도 같다. 우리 삶의 방식을 되돌아보고, 건강한 변화를 모색해야 한다는 신호 말이다.

과민성 방광을 자율신경계 이상의 관점에서 바라볼 때, 치료의 방향은 명확해진다. 바로 우리 몸과 마음의 균형을 되찾는 것이다. 이는 생활습관의 개선, 스트레스 관리, 이완요법의 실천 등 다각도로 접근해야 할 문제다. 이는 이 책 전체에서 강조하고 있는 것들이다. 물론 하루아침에 쉽게 변화할 수 있는 일은 아니다. 그러나 작은 실천을 꾸준히 이어 나간다면 어느새 자율신경계의 건강을 회복하고 있는 자신을 발견하게 될 것이다.

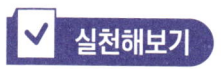

민감한 방광을 잠재우기 위한 생활관리

1. 방광 훈련과 배뇨 일지 쓰기

　방광 훈련은 과민성 방광 증상을 완화하는 데 있어 가장 기본적이면서도 효과적인 방법 중 하나다. 이는 점진적으로 배뇨 간격을 늘려가면서 방광의 기능을 개선하고 방광 용량을 늘리는 과정이다. 간혹 '소변을 참으면 방광에 좋지 않은 거 아니에요?'라고 질문하시는 분들이 종종 계신다. 이에 대해 좀 더 자세히 설명해 보자면, 물론 지나치게 소변을 참는 것은 방광 건강에 좋지 않다. 하지만 방광 훈련에서 말하는 '소변 참기'는 무작정 참는 것이 아니라, 방광의 기능을 개선하기 위한 체계적인 훈련이라는 점이 중요하다.

　또한 방광염의 경우에는 소변을 오래 참는 것이 좋지 않지만, 과민성 방광을 진단받았다면 방광에 염증성 소견은 없는 것이다. 오히려 과민성 방광 환자의 경우, 방광이 소변으로 완전히 차기 전에도 절박한 요의를 느끼게 되는데, 여기에는 심리적인 요소 또한 많이 작용한다. 예를 들어 긴장이나 불안 상황에서 방광에 소변이 많이 차지 않았는데도 요의를 느끼면서, 화장실을 다녀옴으로써 이를 해소하려는 경향이 생긴다. 하지만 '긴장 → 배뇨'를 통한 긴장완화가 반복될수록 배뇨 간격이 점점 짧아지고, 긴장이나 불안을 소변을 보는 것으로 해결하려는 경향이 점점 강해진다. 따라서 점진적으로 소변을 참아내는 연습을 하는 것이 방광이 더 많은 양의 소변을 담을 수 있도록 하는 데에 도움을 준다.

이는 단순히 소변을 참는 것이 아니라, 방광을 확장시키고 그 감각을 재교육하는 과정이라고 할 수 있다. 실제로 방광 훈련을 통해 방광의 용량이 증가하고, 절박뇨 및 빈뇨 증상이 유의미하게 개선되었다는 많은 연구 결과가 있다. 키워드는 '점진적'이다. 처음부터 무리해서 오랫동안 참으려 하기보다는, 조금씩 배뇨 간격을 늘려가는 것이 중요하다.

방광 훈련을 위한 배뇨 일지

방광 훈련의 효과를 극대화하기 위해서는 배뇨 일지가 큰 도움이 된다. 하루 동안 마신 물의 양, 화장실에 간 시간, 그때 본 소변의 양 등을 꼼꼼히 기록하다 보면, 자신의 방광 습관을 객관적으로 파악할 수 있게 되기 때문이다. 이를 통해 어떤 상황에서 절박뇨가 심해지는지, 어떤 식습관이 방광에 자극이 되는지 등을 알아낼 수 있다. 배뇨 일지는 단순히 증상을 기록하는 것에 그치지 않고, 자기 관찰과 자각의 도구가 될 수 있다. 화장실에 가고 싶은 충동이 느껴질 때 그 순간의 감정과 상황을 적어보자. 스트레스를 받았을 때일까, 피곤할 때일까? 이렇게 자신의 신체적, 정서적 상태와 방광의 상관관계를 알아차리는 것이 중요하다. 나아가 이를 통해 방광 증상을 유발하는 생활습관이나 정서적 패턴을 찾아내고 개선해 나갈 수 있게 된다.

배뇨 일지 쓰는 법을 단계별로 좀 더 자세히 알아보자. 우선 **일지에는 배뇨시간, 소변량, 절박함 정도, 유출 여부 등을 기록**한다. 기록은 가급적 화장실에 다녀온 직후에 하는 것이 좋다. 시간이 지나면 정확한 양이나 절박함의 정도를 잊어버리기 쉽기 때문이다. 스마트폰 메모 앱을 활용하면 편리하게 기록할 수 있다.

배뇨 일지 작성 요령

❶ 화장실에 간 시간을 적는다. 오전 8시 30분, 오후 1시 등 최대한 정확하게 기재하자.

❷ 소변을 본 대략적인 양을 적는다. 혼자서는 정확히 재기 어려우므로 대략의 양이라도 괜찮다.(예: 50ml, 100ml, 찔끔 나오고 거의 안 나왔다, 정상 소변의 절반정도 되는 것 같다)

❸ 소변 보기 전 얼마나 절박했는지를 주관적인 척도로 평가한다. (예: 1(매우 약함)~5(매우 강함))

❹ 소변을 보기 전에 실수로 유출이 있었는지 여부를 적는다.(예: 있음/없음)

❺ 기타 특이사항이 있다면 메모한다. 수분 섭취량, 커피 섭취 여부, 운동이나 활동 내용, 증상이 심해진 계기 등을 적는다. 예를 들어 갑자기 심리적으로 긴장이나 불안감을 느꼈더니 소변이 마려웠다. 발표를 앞둔 상태에서 더 금방 소변을 보고 싶었다. 이런 식으로 말이다.

이런 식으로 배뇨 일지를 작성하다 보면, 자신의 방광 습관과 그에 영향을 미치는 요인들을 구체적으로 파악할 수 있다. 예를 들어 커피를 마신 후 절박뇨가 심해진다거나, 스트레스를 받으면 방광 조절이 어려워짐을 알게 된다.

배뇨 일지는 최소 5~7일 이상 기록하는 것이 좋다. 너무 짧으면 패턴을 파악하기 어렵다. 기록 기간 동안은 평소처럼 자연스럽게 생활하되, 관찰자의 시선으로 자신의 배뇨 습관을 주의 깊게 살펴보자. 배뇨 일지를 분석할 때는 진료를 보는 의료진과 상의하는 것이 도움이 된다. 꼭 복잡한 양식을 쓸 필요는 없다. 자신이 편하게 기록하고 볼 수 있는 방식이 좋다. 중요한 건 꾸준히, 규칙적으로 쓰는 것이다.

배뇨 일지 예시

날짜 : 2024년 6월 26일(수요일)

시간	소변량	절박도	유출	수분 섭취	상황/감정
06:30	많음	2	무		기상 직후, 약간 피곤함
07:15	조금	3	무	커피 1잔	출근 준비 중, 지하철 걱정됨
09:30	보통	4	무	물 1컵	중요 회의 전, 심장이 두근거림
11:00	아주 조금	5	무		회의 중 발표 직전, 매우 긴장
12:30	많음	3	무	물 2컵	점심 식사 후, 동료와 대화 중 편안함
14:45	조금	4	무	차 1잔	마감 업무 중, 초조하고 스트레스 받음
16:30	조금	3	무		퇴근 준비 중, 약속 생각에 들뜸
18:00	보통	2	무	물 1컵	귀가 후 휴식, 편안하고 relaxed
20:30	많음	3	무	맥주 1캔	친구와 저녁 식사, 즐겁고 활기찬 기분
22:00	많음	4	무	취침 전,	내일 일정 생각에 약간 불안

소변량 기준: 아주 조금 < 조금 < 보통 < 많음
절박도 기준: 1(매우 약함)~5(매우 강함)

특이사항
오전 회의와 발표 상황에서 극심한 긴장으로 절박도 크게 증가
업무 마감 시 스트레스로 절박도 상승
저녁 친구와의 만남에서 맥주 섭취 후 배뇨 빈도, 양 증가
취침 전 내일 일정에 대한 걱정으로 절박도 다시 상승

개선 계획
1. 회의나 발표 전 5분 명상으로 긴장 완화 시도
2. 업무 중 스트레스 관리를 위해 30분마다 깊은 호흡 실천
3. 카페인, 알코올 섭취 후 뚜렷하게 배뇨 욕구가 증가하므로 줄여보기
4. 18:00~22:00 사이 편안한 시간에 배뇨 간격 늘리기 연습
5. 취침 전 긍정적 생각으로 마음 안정시키기

2. 방광 조절력 강화를 위한 골반저근 운동

골반저근은 골반 바닥에 있는 근육들로, 방광과 직장을 지탱하는 데 중요한 역할을 한다. 특히 이 근육들은 방광 조절에 직접적으로 관여하는데, 골반저근이 약해지면 소변 참기가 어려워지고, 기침이나 재채기를 할 때 소변이 새는 등의 문제가 생긴다.

골반저근 운동, 일명 케겔 운동은 이런 골반저근을 강화시키는 운동법이다. 규칙적인 케겔 운동은 방광의 안정성을 높이고, 절박뇨와 요실금 증상을 개선하는 데 효과적이라는 것이 여러 연구를 통

해 확인되었다.

케겔 운동의 기본 원리는 간단하다. 골반저근을 수축시켰다가 이완시키는 것을 반복하는 것이다. 하지만 정확한 방법을 알아야 효과를 볼 수 있다. 운동 순서를 단계별로 살펴보겠다.

Step 1 | 골반저근 위치 찾기

화장실에서 소변을 보다가 중간에 멈춘다. 이때 작용하는 근육이 바로 골반저근이다. 또는 항문 근육을 수축하는 느낌을 상상한다. 이 두 가지 방법으로 골반저근의 위치를 파악할 수 있다.

Step 2 | 바른 자세에서 운동하기

누운 자세나 앉은 자세에서 운동을 시작한다. 처음에는 누운 자세가 더 수월할 것이다. 무릎을 굽히고 발을 어깨 너비로 벌린 채 편안히 눕는다. 허리와 엉덩이에 힘이 들어가지 않도록 주의한다.

Step 3 | 바른 자세에서 수축하기

골반저근을 3~5초간 세게 조인다. 이때 복부, 엉덩이, 허벅지에는 힘을 주지 않도록 한다. 숨을 참을 필요는 없다. 편안한 호흡을 유지하며 골반저근에만 집중하는 게 중요하다.

Step 4 | 골반저근 이완하기

3~5초 동안 골반저근을 이완시킨다. 완전히 힘을 뺀 상태로 편

안히 쉰다. 수축할 때보다 이완하는 시간을 조금 더 길게 가져가는 것이 좋다.

🚶 Step 5 | 반복하기

수축과 이완을 1회로 보고, 이를 10~15회 정도 반복한다. 이것이 1세트이다. 하루에 3세트 정도 하는 것이 이상적이다. 점차 수축 시간과 반복 횟수를 늘려가면서 강도를 높일 수 있다.

- **골반저근에만 선택적으로 힘을 주는 것이 중요하다.**
  다른 근육에 힘이 들어가면 효과가 반감되기 때문이다.
- **수축할 때 참았던 숨을 한꺼번에 내뱉지 마라.**
  자연스럽고 편안한 호흡에서 하는 것이 좋다. 복부에 압력이 가해지면 골반저근 운동의 효과가 떨어진다.
- **처음에는 10초 이상 수축하기 어려울 수 있다.**
  천천히 시간을 늘려가는 것이 포인트다. 꾸준함이 더 중요하다.
- **일상생활 속에서도 케겔 운동을 실천할 수 있다.**
  앉아있을 때, 설거지를 할 때, 걸을 때 등 시간과 장소에 구애받지 않고 할 수 있다는 게 큰 장점이다.

규칙적인 케겔 운동은 과민성 방광 증상 개선에 큰 도움이 된다. 약 4~6주간 꾸준히 했을 때 효과를 체감할 수 있다. 포기하지 말고 천천히, 그러나 꾸준히 해나가는 것이 중요하다.

3. 스트레스와 자율신경계 건강 관리

이 책에서 다루고 있는 대부분의 질환과 마찬가지로 과민성 방광 증상도 스트레스와 밀접한 관련이 있다. 스트레스로 인해 증상이 악화되기도 하고, 증상으로 인한 불편함이 또 다른 스트레스가 되기도 한다 자율신경계의 안정과 스트레스를 관리하기 위한 유산소 운동, 명상, 호흡법이 모두 도움이 된다. 앞서서 다뤘던 내용인데, 복습한다고 생각하고 한 번 더 따라해보자.

배뇨일지를 충실히 쓰면서 소변 보는 시간 간격을 늘려가고 있다는 것을 전제로, 소변을 본지 얼마 되지 않았고 수분 섭취를 하지 않았는데도 긴장이나 불안 등의 감정과 함께 요절박이 느껴질 수 있다. 그럴 때 호흡을 통한 이완을 실시한다.

요절박 증상이 느껴질 때

❶ 잠시 움직임을 멈추고, 편한 자세로 서거나 앉는다.
❷ 천천히 숨을 들이마신다. 숨을 마실 때 복부가 부풀어 오르는 느낌을 받는다
❸ 2~3초 정도 숨을 멈춘 상태로 유지한다.
❹ 이번에는 천천히 길게 숨을 내쉰다. 숨을 내쉴 때는 복부가 움푹 들어가는 느낌을 느낀다. 방광과 신체의 감각에 집중을 한다.

긴장성 두통 『두통, 어지러움』

 머리가 하루종일 무겁고 지끈거려서
힘들다면?

✅ 증상과 원인

신경 쓸 일이 많아 생각을 많이 하다 보면 어느새 머리가 묵직하고 아프기 시작해요. 머리를 꽉 조이는 듯한 압박감에 눈 뒤쪽이 툭툭 쑤시고, 관자놀이가 욱신거려요. 한번 두통이 시작되면 묵직한 느낌이 오랫동안 지속되는데 이제는 진통제를 먹어도 통증이 가시지 않아 하루 종일 머리를 붙잡고 있어야 해요. 두통 때문에 뭔가에 집중을 하기도 힘들고 점점 멍한 느낌까지 들어요.

생각을 많이 하거나, 신경을 쓸 일이 많을 때 특히 심한 것 같아요. 그럴 때 머리가 묵직한 느낌이 들고 때로 조이는 듯한 느낌이 들어요. 지끈거리는 두통 때문에 집중력이 떨어지고 멍해져서 업무에도 지장을 많이 받고, 가정에서 가족들과 시간을 보낼 때에도 머리가 늘 지끈거리니 인상을 쓰고 있게 됩니다. 주말에는 아이들과 함께 좋은 시간을 보내주고 싶은데, 두통 때문에 나도 모르게 늘 미간을 찌푸리고 소파에만 누워 있다 보니 아이들에게 너무 미안한 마음이 들어요.

30대 직장인 P씨가 겪는 두통의 증상이다. 그녀는 최근 거의 매일같이 두통을 겪고 있다. 출근길에도, 중요한 회의 중에도, 퇴근 후 가족과 식사를 하는 중에도 두통은 그림자처럼 그녀를 따라다닌다. 그녀는 직장과 육아를 병행하며 만성 피로에 시달려왔는데, 최근 몇 달간 업무 스트레스가 심해지면서, 두통의 빈도와 강도가 급격하게 늘어났다.

P씨의 경우처럼, 두통은 삶의 질을 크게 떨어뜨리는 적이다. 여러 병원을 돌며 검사를 받아봐도 머리에는 이상이 없다고 했고, 약을 먹어도 일시적인 증상 완화가 있을 뿐, 이제는 점점 약을 먹어도 효과도 없게 느껴졌다. 만성적인 두통은 기분까지 우울하고 무기력하게 만들었다. 각종 검사를 해봐도 이상이 없다고 하는데 통증이 계속 심해지니 평생을 이렇게 살아야 하나 하고 불안함까지 느꼈다. 그렇다면 도대체 무엇이 이런 두통을 일으키는 걸까? 내 마음의 긴장이 머리를 아프게 만드는 걸까? 스트레스와 두통은 어떤 관계가 있는 걸까?

"검사상으로는 이상이 없습니다"라는데…

저희 자율신경계 클리닉을 찾는 환자들이 주로 가장 먼저 하는 말은 "검사상으로는 이상이 없대요."이다. 심한 두통으로 CT, MRI 등 머리의 검사를 진행했지만 뚜렷한 원인을 찾지 못했다는 것이다. 하지만 이는 안도감보다는 오히려 환자들의 막막함과 좌절감을 더하는 경우가 많다. 머리가 깨질 듯이 아픈데, 정말 아무런 문제가 없는 걸까?

이처럼 검사상 다른 이상이 발견되지 않는 두통을 일차성 두통이라고 한다. 반대로 다른 원인, 예를 들어 뇌종양, 뇌졸중 같은 다른 질환이 있어 발생하는 두통을 이차성 두통이라고 한다. 심한 두통이 있으면 하는 의학적 검사들은 이런 이차성 두통을 배제하기 위해서 시행된다. 심각한 질환이 원인일 수 있어서 그런 것이다. 그런데 일차성 두통은 CT, MRI 등 영상검사에서 발견되는 특별한 소견이 없다. P씨가 앓는 긴장성 두통도 여기에 해당한다. 다행히 생명에는 지장이 없다는 뜻이지만, 한편으로는 명확한 치료 타깃이 없다는 의미이기도 하다. 두통의 근본 원인을 알 수 없으니, 통증을 관리하는 것에만 초점을 맞출 수밖에 없는 것이다.

일차성 두통은 그 증상과 양상이 매우 다양하게 나타난다. 어떤 이는 발작적인 극심한 통증을, 어떤 이는 은은하게 지속되는 무거운 압박감을 호소한다. 때로는 멀미나 눈부심 같은 동반 증상이 나타나기도 하고, 두통의 강도, 빈도, 지속 시간 역시 천차만별이다. 이처럼 두통은 개개인마다 다른 모습으로 나타나는 까다로운 질환이다.

일차성 두통의 발병 기전 역시 한 가지로 설명되지 않는다. 유전적 요인, 호르몬 변화, 스트레스, 수면 장애 등 다양한 요인이 복합적으로 작용한다. 명쾌한 해답이 없으니 두통에 시달리는 환자들로서는 답답할 수밖에 없는 상황이다.

P씨는 6개월째 거의 매일같이 참을 수 없는 두통에 시달리다 보니, 어느새 두통약을 거의 매일 복용하게 되었다. 처음엔 약국에서 파는 타이레놀을 두통이 올 때마다 먹었고, 이후에는 약이 듣지 않아 처방받은 편두통약을 복용했다. 하지만 점점 약을 먹어도 통증이 잠시 가실 뿐, 금세 다시 돌아왔다. 통증의 간격이 점점 짧아져, 약을 먹으면서도 두통이 사라지지 않을까 봐 겁이 났고, 점점 더 약에 의존하게 되었다. 제가 진찰했을 때, P씨는 '약물과용두통'에도 해당하는 케이스였다.

약물과용 두통은, 두통을 없애기 위해 먹은 약이 오히려 두통을 악화시키는 상태다. 상당히 모순적인 상황이 아닐 수 없다. 약물과용 두통은 약의 종류에 따라 한 달에 10일~15일 이상, 3개월 이상 두통약을 과다 복용하면서, 약물에 의해서 두통이 더 심해지는 경우를 의미한다. 통증을 없애려다 통증을 키우는 상황인 셈이다. 약물과용 두통 환자의 60% 이상이 편두통, 40% 정도는 긴장성 두통 환자인 것으로 알려져 있다. 원인 모를 두통에 오랜 기간 시달리다 보면, 약물에 의존하게 되는 경우가 많기 때문이다.

일차성 두통

다른 기저 질환 없이 발생하는 두통
편두통, 긴장성 두통, 군발성 두통 등

특징
- 뇌 영상 검사에서 특별한 이상 소견이 없음
- 생명에 지장 없음
- 재발이 쉽고 만성화 되는 경우가 많음
- 증상과 양상이 다양하게 나타남
- 유전적 요인, 환경적 요인, 스트레스 등 복합적 요인에 의해 발생
- 자율신경계 이상과 연관성이 많음
- 삶의 질에 큰 영향을 미침

약물과용 두통

- 한 달에 15일 이상 두통이 있음.
- 3개월 이상의 기간동안 규칙적으로 한 가지 이상의 급성기 또는 대증 두통 치료제를 과용함

a) 10일 이상/월: 에르고타민, 트립탄, 오피오이드, 복합진통제
b) 15일 이상/월: 단순진통제(아세트아미노펜, 비스테로이드성 소염진통제 등)
- 두통이 약물의 과용 중에 발생하거나 악화되었음
- 과용된 약물의 중단 후 2개월 이내에 두통이 개선되거나 기존 양상으로 복귀함

머리를 쥐어짜는 보이지 않는 손: 자율신경계와 긴장성 두통

P씨의 증상은 일차성 두통 중에서도 전형적인 긴장성 두통에 해당한다. 긴장성 두통은 누구나 한 번쯤은 겪어봤을 정도로 일차성 두통 중 가장 흔한 유형인데, 머리를 죄는 듯한 압박감, 조이는 느낌이 특징적이고, 중간정도의 통증이 지속적으로 나타난다는 특징이 있다. 목과 머리 주변 근육과 근막의 경직이 동반되어 나타난다.

두통 중에서도 가장 흔한 긴장성 두통의 원인은 자세나 체형적 문제, 경추의 문제 등도 작용하지만, 자율신경계의 문제도 크게 작용한다. 우리 몸의 자율신경계는 교감신경과 부교감신경의 균형 잡힌 조화를 통해 신체의 항상성을 유지한다. 그런데 이 균형이 무너지면, 다양한 신체적, 정신적 증상이 나타나게 된다. 긴장성 두통은 바로 이런 자율신경계 이상으로 인한 근육의 긴장이 가장 큰 원인이라고 할 수 있다.

긴장성 두통 환자들의 다수에서 발견되는 것이 바로 교감신경의 과활성화다. 교감신경의 과활성화는 근육을 경직시킨다. 교감신경 말단에서 분비되는 노르에피네프린이 근육 긴장을 촉진하는데, 교감신경은 투쟁-도피반응을 일으켜 싸우거나 도망갈 준비를 하는 것과 같다. 싸우거나 도망가려면 근육에 힘을 주고 긴장시켜야 한다. 스트레스를 받으면 나도 모르게 주먹을 꽉 쥐듯이, 만성적인 스트레스 상태에 있는 사람들은 늘 싸울 준비를 하는 것처럼 근육을 나도 모르게 경직시키는 것이다. 뿐만 아니라 교감신경 활성화는 뇌의 통증 조절 기능에도 영향을 준다. 지속적인 근육긴장과 이로 인한 통증자극은 신경계가 점점 더 예민해지게 만든다. 그래서 같은 자극에도 뇌의 반응성이 높아지는 현상이 생기는데, 이를 중추감작central sensitization이라고 한다. 즉, 근육의 민감도가 증가하여 같은 강도의 자극에도 더 강한 통증을 느끼게 되는 것이다.

이렇듯 자율신경계 불균형은 혈관 긴장, 근육 수축, 통증 민감화 등 다양한 기전을 통해 긴장성 두통을 일으킨다.

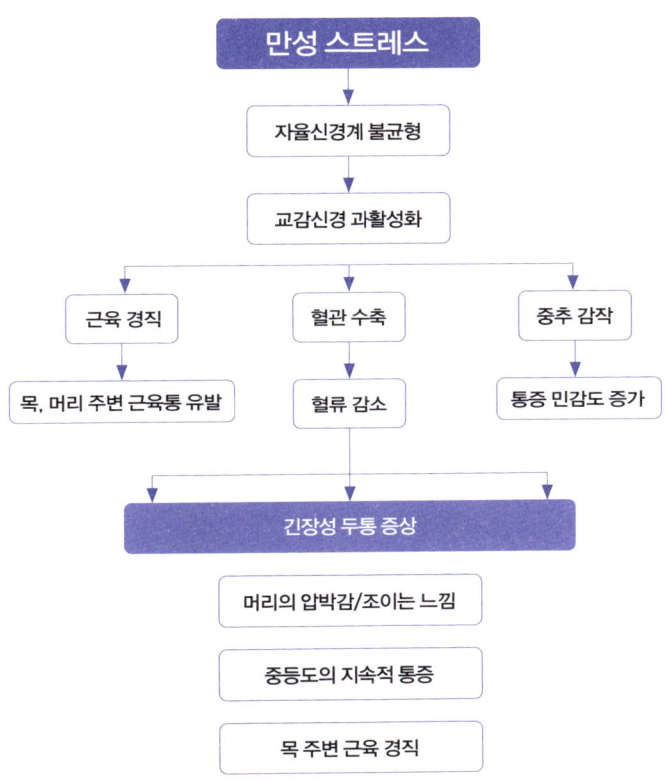

스트레스와 긴장성 두통의 상관관계

자율신경계 이상과 다양한 두통들

긴장성 두통이 자율신경계 이상과 밀접한 관련이 있다는 사실을 살펴보았다. 그런데 자율신경계 이상은 비단 긴장성 두통뿐 아니라 다양한 유형의 일차성 두통에서도 중요한 역할을 하고 있다. 두통의 양상은 달라도, 그 이면에는 공통적으로 자율신경계 기능 이상이 동반된다.

대표적으로 편두통을 들 수 있다. 편두통은 주로 한쪽 머리에 맥박이 뛰는 듯한 두통이 나타나고, 빛 공포증, 소리 공포증, 메스꺼움 등의 증상이 동반되는 것이 특징이다. 긴장성 두통과는 양상이 사뭇 다르지만, 편두통 역시 자율신경계 조절 이상과 깊은 연관이 있다. 편두통 환자들의 자율신경계 기능을 평가한 연구들에 따르면, 이들은 정상인에 비해 부교감신경 활동이 저하되어 있고, 발작 시 교감신경 반응성이 증가하고 항진되어 있는 경향을 보인다. 또한 편두통 환자들이 겪는 울렁거림, 구토, 땀 발생, 창백해짐, 가슴 두근거림, 어지러움 등도 자율신경계의 반응으로 나타난다.

또 다른 예로 군발 두통을 들 수 있다. 군발 두통은 눈 주위를 중심으로 극심한 통증이 짧게는 15분, 길게는 3시간가량 지속되는 두통이다. 눈물, 콧물, 안면 발한 등의 자율신경 증상이 두드러지게 나타나는 것이 특징이다.

이렇듯 자율신경계 이상은 다양한 두통 질환의 병리 기전에 관여하고 있다. 물론 각 두통 유형마다 고유한 발병 기전과 임상 양상이 있지만, 자율신경계 기능 이상이라는 공통분모를 가지고 있다는 점은 주목할 만하다.

따라서 두통 질환에 대한 우리의 접근 방식도 달라질 필요가 있다. 개별 질환에 대한 대증 치료를 넘어, 자율신경계의 전반적인 조절 능력을 높이는 데 초점을 맞출 필요가 있어 보인다.

이런 자율신경계의 지속적인 불균형 상태에 가장 큰 영향을 주는 것은 역시 스트레스다. 특히 두통과 스트레스의 연관성은 이미 많은 연구를 통해 입증되었다. 지속적인 스트레스 상황에서 시상하부-뇌하수체-부신 축HPA axis이 활성화되면서 코티솔 같은 스트레스 호르몬이 분비되는데, 이는 지속적인 근육 긴장을 유발한다. 또한 통증에 대한 민감도도 높아지게 된다. 이는 근막 통증 유발점trigger point을 형성하고 두통 발생의 토대를 마련하게 된다.

'잘 해내야 한다'는 생각을 내려놓기 어려운 사람들

긴장성 두통 환자의 성격적 특성에 대한 연구에서는 두통 환자들이 신경증적 성격neuroticism을 가지는 경우가 많다고 보고하고 있는데, 불안, 우울 등 부정 정서에 대한 취약성이 높음을 나타낸다. 또한 스트레스에 대한 민감성이 높아 상대적으로 작은 일에도 더 큰 감정적 반응을 보이고, 스트레스를 효과적으로 관리하지 못한다고 할 수 있다. 이런 성향은 스트레스 상황에서 교감신경 흥분으로 이어지기 쉽고 신체적 긴장을 더 잘 일으킨다.

나의 개인적 진료 경험상, 긴장성 두통 환자들은 특히 완벽주의적 성격이나 높은 책임감 같은 성격적인 특징을 가지고 있는 경우가 많았다. 그래서 긴장성 두통 환자분들의 증상 묘사를 들어보면,

뭔가 처리를 해야 할 일이 있거나 신경 쓰는 일이 있을 때 생각을 내려놓기가 어렵고, 이것이 지속적으로 신체적 정신적으로 긴장하게 만든다고 하는 경우를 자주 보게 된다.

우리 중 많은 이들이 '잘 해내야 한다'는 압박감 속에서 살아간다. 직장에서는 실수 없는 완벽한 업무 처리를, 가정에서는 무던한 헌신을 요구받는다. 그 과정에서 자신의 감정은 뒷전으로 미뤄두기 일쑤다. '힘들어도 참아야지', '내가 책임져야 해'라며 자신을 다그치곤 한다. 이런 고군분투의 나날 속에서 어느 순간, 두통이 찾아온다.

P씨도 마찬가지였다. 직장에서도 완벽하게 자신의 몫을 해내고 싶고, 가정에서도 멋진 엄마이자 아내로 가족들에게 힘이 되야 한다는 이런 의무감이 그녀의 머리와 어깨를 짓눌렀는지도 모르겠다. 늘 최선을 다해야 한다는 압박감, 감정을 드러내지 않고 결과로 보여야 한다는 강박관념, 모든 책임을 홀로 짊어져야 한다는 의무감… 이런 생각들은 마치 무거운 짐처럼 우리의 어깨와 머리를 짓눌러 온다. 이렇게 목과 머리에 지고 다니는 듯한 커다란 마음의 짐이 두통을 일으켰을 것이다. 이런 눈에 보이지 않는 심리적 압박감이 바로 긴장성 두통의 뿌리라고 할 수 있겠다.

머리와 어깨의 무거운 짐을 내려놓으려면

긴장성 두통의 근본 원인은 우리 내면의 긴장과 스트레스에 있다. 이는 자율신경계의 균형을 깨트려, 심리적 고통이 신체적 증상으로 나타나게 한다. 따라서 진정한 치유는 두통약을 먹는 것에서 시작되는 게 아니다.

긴장성 두통을 이겨내기 위해서는 무엇보다 자신의 내면에 귀 기울이는 것이 중요하다. 완벽해야 한다는 강박에서 벗어나, 실수를 용인하는 너그러운 태도도 필요하다. 감정을 억누르기보다는 솔직히 표현할 수 있어야 하고, 모든 걸 홀로 짊어질 게 아니라, 도움을 요청하는 것, 때로는 쉼의 시간을 갖는 지혜도 필요하다. 쉽지는 않지만 이런 노력의 과정 자체가 치유의 일부라는 사실을 잊지 말자. 물론 쉽지 않은 과정이지만, 아주 조금씩, 천천히 변화를 향해 나아가는 것으로 충분하다.

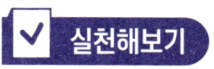

떨쳐내려면 달려야 한다. 유산소 운동의 중요성

두통을 없애려면 몸을 움직여야 한다

긴장성 두통은 현대인들이 일상적으로 경험하는 가장 흔한 두통 중 하나다. 그런데 이 통증의 이면에는 앞서 설명했듯 우리 몸의 스트레스 대응 기전이 자리 잡고 있다. 바로 과도한 스트레스와 그로 인한 근육의 지속적인 수축이다. 스트레스가 작용할 때 우리 몸은 마치 위험에 대비하듯 '투쟁 도피Fight or Flight' 모드로 진입하게 된다. 이때 교감신경계가 활성화되면서 긴장 상태가 유발되는데, 이는 머리와 목 주변 근육의 지속적인 수축으로 이어진다.

문제는 현대인들이 실제로 신체를 이용해서 싸우거나 도망갈 일이 거의 없다는 데 있다. 긴박한 마감이나 대인관계 스트레스에 시달리면서도, 우리는 그저 책상에 앉아 이를 견뎌내야만 한다. 결국 투쟁-도피를 위해 잔뜩 힘을 주고 긴장했던 근육들은 제대로 이완되지 못한 채 계속 긴장 상태에 놓이게 된다. 바로 이것이 근막 통증 유발점Trigger Point을 형성하고, 만성적인 긴장성 두통을 일으킨다.

그렇다면 이 악순환의 고리를 끊기 위해서는 어떻게 해야 할까? 해답은 의외로 간단하다. 바로 몸을 움직이는 것! 특히 달리기와 같은 유산소 운동을 규칙적으로 하는 것은 두통 완화에 매우 효과적인 방법으로 손꼽힌다. 달리기는 우리 몸이 스트레스에 대응하여 준비했던 에너지를 가장 자연스럽고 효과적으로 발산하는 활동이다. 달리기를 하고 나면 긴장했던 근육이 이완되고, 혈액순환이 개선되면서 통증 유발점의 자극이 완화된다. 또한 운동 중 분비되는 엔돌핀은 스트레스와 통증을 감소시키는 효과가 있다. 더 주목할 점은 달리기가 뇌와 감정 조절 회로에 변화를 만든다는 사실이다. 유산소 운동은 뇌유래신경영양인자(BDNF, Brain-Derived Neurotrophic Factor)의 분비를 촉진한다. BDNF는 뇌세포의 회복과 성장, 신경 회로의 유연성을 돕는 핵심 인자로, 스트레스와 만성 긴장으로 예민해진 뇌의 반응성을 낮춰준다. 이는 단순히 통증 민감도를 줄이는 것을 넘어, 불안·우울과 같은 부정적 정서를 완화하는 데도 중요한 역할을 한다.

실제로 달리기를 비롯한 규칙적인 유산소 운동은 편도체(불안과 공포 반응을 담당) 활동을 낮추고, 전전두엽(감정 조절을 담당)의 기능을 강화시킨다는 연구 결과들이 있다. 즉, 운동을 통해 두통을 일으키는 긴장만 푸는 것이 아니라, 스트레스 상황 → 교감신경 항진 → 근육 경직과 두통으로 이어지는 악순환 고리를 뇌 수준에서 끊어내는 것이 가능하다.

결국 달리기는 긴장성 두통의 근본 원인인 투쟁-도피 반응을 해소하는 동시에, 스트레스와 감정을 조절할 수 있는 뇌의 힘을 되찾게 하는 가장 자연스러운 방법이다. 그러니 긴장성 두통으로 힘들다면, 달리기를 단순한 운동이 아니라 몸과 마음을 동시에 훈련하는 생활습관으로 받아들여 보자. 한 걸음 한 걸음이 통증에서 벗어나는 동시에, 감정의 균형을 회복하는 과정이 될 것이다.

초보자를 위한 달리기 가이드

달리기는 체력 단련을 위한 훌륭한 유산소 운동이자 긴장성 두통 해소에도 큰 도움이 된다. 하지만 막상 시작하기엔 망설여지기도 한다. 특히 오랜만에 운동을 하거나 평소 몸이 뻣뻣한 분들은 부담을 느낄 수 있다. 처음부터 욕심을 내기보다는 단계적으로 운동을 시작하면 누구나 안전하고 건강하게 달리기를 시작할 수 있다. 최근에는 달리기를 할 때 낮은 강도의 운동부터 시작해서 점진적으로 운동 강도를 올릴 수 있도록 코칭해주는 핸드폰 어플리케이션도 있다. 달리기 초보라면 이런 어플리케이션의 도움을 받는 것도 좋다.

🚶 Step 1 | 준비운동으로 몸 풀기 (5~10분)

가벼운 맨손체조나 제자리 걷기로 몸을 풀어주자. 특히 발목, 무릎, 고관절, 목, 어깨, 허리 주변의 긴장된 근육을 부드럽게 스트레칭해주는 것이 중요하다. 준비운동은 근육 긴장 완화와 부상 예방에 효과적이다.

🚶 Step 2 | 걷기에서 시작하기 (5~10분)

평지에서 편안한 속도로 10분 정도 걸으며 몸을 천천히 풀어주

자. 걷기만으로도 스트레스 해소와 혈액순환에 도움이 된다. 달리기 전 가볍게 걷는 것은 천천히 몸에 열을 내고 근육과 관절이 본격적으로 움직일 준비를 하게 만들어 부상을 예방한다. 걷는 동안 자세와 호흡에 집중해보자.

🏃 Step 3 | 천천히 달리기 시작하기 (1~2분)

걷다가 자연스럽게 속도를 조금씩 올려 천천히 뛰기 시작한다. 체력상태에 따라 실시하는데 처음에는 1~2분만 천천히 달려도 충분하다. 페이스는 달리면서 대화를 할 수 있을 정도로 편안하게 유지하자. 절대 빠르게 뛸 필요는 없다. 걷는 것과 거의 비슷한 속도로 뛰어도 상관없다. 어느 정도 지속해서 달릴 수 있는 정도의 속도로 달리는 것이 좋다.

🏃 Step 4 | 자세와 호흡에 집중하기

상체를 곧게 세우되 힘을 빼고, 시선은 전방 5~10미터를 본다. 팔은 자연스럽게 흔들되, 팔꿈치를 90도로 구부린다. 호흡은 편한 방법으로 하면 되는데, 숨을 지나치게 헐떡일 정도로 빠르지 않고 편한 속도를 유지하도록 코로만 호흡을 하는 것도 좋은 방법이다.

🏃 Step 5 | 달리고 걷기를 반복하기 (20분)

1~2분 달리기, 1~2분 걷기를 반복하며 20분 정도 운동한다. 절대 무리해서 뛰거나 처음부터 욕심을 낼 필요는 없다. 무리할 경우

부상의 위험이 생기고, 운동을 지속하기가 어렵다. 옆 사람과 대화가 가능할 정도의 속도와 강도로 해도 충분한 효과를 볼 수 있다. 가벼운 마음으로 산책보다 약간 빠를 정도로 달리기와 걷기를 반복한다. 점차 달리는 시간을 늘리고, 걷는 시간을 줄여가보자. 통증이나 어지러움이 느껴지면 즉시 속도를 줄이거나 걸어보자.

Step 6 | 정리운동으로 마무리하기 (5~10분)

가볍게 걷기를 하며 심박수를 천천히 낮춰보자. 5분 정도 천천히 걸으며 몸을 서서히 식혀준다. 그리고 5분 정도 시간 동안 특히 종아리, 허벅지, 엉덩이 근육을 꼼꼼히 스트레칭해주자. 정리운동은 근육통 예방과 빠른 회복에 중요하다.

달리기 주의사항

- 달리기를 처음 시작하는 분들에게 내가 가장 먼저 강조하는 것은 '천천히 뛰는 것'이다. 옆 사람과 가볍게 대화를 나눌 수 있을 정도의 속도가 자율신경계 안정에 도움이 된다. 체력이 약한 분이라면 걷는 속도와 비슷한 정도로 달려도 충분하다.
- 초보자는 일주일에 2~3회, 20~30분씩 달리는 것이 적당하다. 매일 하는 것보다 휴식의 시간을 중간에 하루씩 갖는 것이 더 좋다.
- 무리하지 말고 점진적으로 운동량을 늘려가는 것이 중요하다. 속도에 욕심을 내면 부상의 원인이 된다. 몸과 마음의 건강과

행복을 위해 달리는 것이지, 누군가와 경쟁하기 위해 달리는 것이 아니라는 점을 기억해주자.
- 무릎, 발목 등 관절의 부담을 줄이려면 상대적으로 보폭을 줄이고 걸음 수를 늘리는 것이 좋다. 다리를 크게 크게 벌리면서 보폭을 넓게 하는 것이 관절에 부담이 되므로, 보폭을 줄이되 걸음수를 늘리는 식으로 하는 것이 좋다.
- 통증이 심하거나 지속되면 억지로 달리지 말고 휴식을 취하자.
- 건강에 문제가 있다면 담당의와 상담 후에 운동을 시작하는 게 안전하다.
- 달리기 전후로 충분한 물을 마시고, 몸에 필요한 영양을 챙기자.
- 몸에 맞는 러닝화를 신는 것도 부상 예방에 중요한 포인트다.

어지러움 　　　　　　　　　두통, 어지러움

 어지러울 때마다 일상생활을 못할 정도로 불안하다면?

✓ 증상과 원인

살면서 큰 어려움은 없었어요. 직장 생활이나, 가족관계나 모든 것이 대체로 만족스러운 삶이었습니다. 그런데 작년에 어머니가 돌아가시고 나서부터 모든 게 무너지기 시작했어요. 제가 가장 사랑하는 가족인 어머니와의 갑작스러운 이별은 저에게 큰 충격을 주더라고요. 슬픔에 잠겨 일상생활이 어려울 때쯤, 어지럼증이 찾아왔습니다.

처음에는 가끔 어질어질한 정도였어요. 그런데 점점 더 심해지더니, 이젠 밖에 나가기가 두려워요. 버스를 타면 멀미가 나고, 건물에 들어서면 천장이 뒤틀리는 것 같아요. 운전은 상상도 못 해요. 차가 뒤집어질 것 같은 기분에 휩싸이거든요. 한 번은 점점 어지러움이 심해지다가 갑자기 가슴이 철렁 내려앉더니, 식은땀이 나면서 쓰러질 것 같았어요. 그때의 기억이 트라우마가 됐나 봐요. 어지러운 기분이 들기 시작할 때부터 불안감이 확 심해집니다. 그 후로는 외출이나 사람 많은 곳에 가는 것 자체가 겁이 날 정도입니다.

이비인후과, 신경과, 여러 병원에서 검사를 했지만 큰 이상이 없대요. 어지러움과 불안을 진정시키기 위한 항우울제, 항불안제를 처방받았습니다. 심리적 원인이 가장 크게 작용한 것이라고 하면서요. 하지만 약을 복용해도 어지러움은 그치지 않았습니다. 오히려 약을 복용하면 머리가 더 멍하고 붕 뜨는 느낌이 들었어요. 이게 내 몸에 무슨 일이 일어나는 건지, 앞으로는 어떻게 될지… 아무도 명쾌한 답을 주지 못해요. 제 몸이, 제 인생이 제 것이 아닌 것 같아요. 불안함에 잠도 잘 오지 않고, 움직이는 것조차 겁나요. 다시는 예전처럼 살 수 없을까 봐 두렵습니다.

50대 중반의 K씨의 목소리에서는 불안감이 역력했다. 어지럼증은 일상생활에도 많은 지장을 주었고, 삶의 질을 크게 떨어뜨렸다. 특히나 원인을 알 수 없다는 사실이 그를 더욱 힘들게 했다.

K씨의 사례는 자율신경계 이상과 스트레스, 정서적 문제에 의해 어지럼증이 심해진 사례다. 어머니를 잃은 상실감과 슬픔이 만성적인 스트레스로 작용해, 자율신경계의 균형을 깨뜨린 것이다. 자율신

경계 이상 증상으로 심장 두근거림, 현기증, 식은땀 등의 증상이 함께 나타났다. 반복되는 어지럼증은 K씨에게 극심한 불안감을 안겨주었다. '또 어지러움이 올까 봐' 하는 공포 때문에 일상생활도 위축되었다. 이런 불안 심리는 다시 자율신경계를 자극해 증상을 악화시키는 악순환의 고리를 만들어냈다.

K씨의 이야기는 어지럼증으로 고통받는 많은 이들의 현실을 대변한다. 원인 모를 신체 증상, 감당하기 어려운 심리적 불안정, 그로 인해 무너져 내리는 일상까지… 어지럼증은 단순한 현기증 그 이상의 문제인 셈이다. 몸과 마음의 연결고리인 자율신경계의 혼란이 이 모든 문제의 씨앗이 되고 있다.

자율신경계가 흔드는 우리 몸의 균형

어지럼증을 겪는 사람이 많듯이, 어지러움을 일으키는 원인과 어지러움의 종류는 아주 다양하다. 그런데 다양한 원인 중에서 항상 고려해야 할 것이 바로 자율신경계다.

먼저 자율신경계 이상이 직접적인 원인이 되는 어지러움이 있다. 기립성 저혈압, 체위성 기립 빈맥 증후군POTS: Postural Orthostatic Tachycardia Syndrome이 여기에 해당한다. 앉아 있다가 갑자기 일어날 때 어지럽거나 가슴이 두근거리는 경험, 정도는 다르지만 누구나 한 번쯤은 겪어볼 만한 상황이다. 자율신경계의 기능 이상이 있는 경우에는 이런 증상이 지속적으로 일어날 수 있다.

우리가 누워 있다가 일어설 때, 중력의 영향으로 혈액이 다리로 쏠리게 된다. 이때 교감신경이 제 역할을 하면 혈관을 수축시켜 혈압을 유지한다. 하지만 교감신경을 포함한 자율신경계의 조절 기능이 충분히 작동하지 않으면 이 과정이 원활히 이뤄지지 않는다. 그러면 뇌로 가는 혈류량이 순간적으로 떨어지면서 현기증, 어지럼증, 눈앞이 깜깜한 느낌, 심하면 실신까지 일어나게 되는 것이다. 이것이 기립성 저혈압이다.

반대로 누워 있다가 일어날 때, 혈압을 유지하기 위한 교감신경 활성화가 과도하게 나타나는 사람도 있다. 신체가 일어나면서 혈압을 유지하기 위한 것인데 교감신경이 과도하게 활성화가 되니 심장의 두근거림, 어지러움, 두통 등의 증상이 나타난다. 이것이 체위성 기립 빈맥 증후군이다. 둘 다 자율신경계의 기능 조절이 원활하지 않아서, 앉았다 일어날 때 같은 자세의 변화가 있을 때 나타나는 것이 특징이다.

마음의 풍랑이 일으키는 어지러움, 심인성 어지럼증

자율신경계의 균형은 우리의 심리 상태와도 밀접하게 연결되어 있다. 스트레스, 불안, 우울 같은 정서적 문제들은 자율신경계에 큰 영향을 미친다. 이런 정서적 문제에 의해서 유발되는 어지럼증을 심인성 어지럼증이라고 한다. 불안, 우울, 공황장애 같은 정신적 문제와 밀접한 관련이 있다.

긴장이나 불안 상황에 뇌의 경보 시스템에 해당하는 편도체가 활성화되기 시작한다. 불안장애 파트에서 자세히 다뤘듯이, 편도체는 감정, 특히 공포와 불안을 처리하는 뇌영역이다. 만성적인 스트레스나 불안장애가 있는 사람은 편도체가 지나치게 예민하므로, 실제 위험과는 무관하게 수시로 반복적으로 활성화된다. 이럴 때 심박동이 빨라지고, 호흡이 가빠지며 근육이 긴장되는 교감신경계의 활성이 나타난다.

이런 자율신경계 이상이 어지러움을 일으킬 수 있다. 예를 들어 공황장애 환자가 교감신경이 과도하게 활성화되며 과호흡을 일으킬 때, 과호흡으로 인해 혈중 이산화탄소 농도가 낮아지면 뇌로 가는 혈류량이 감소하면서 어지러움을 일으킬 수 있다. 또한 과도한 교감신경의 활성은 심박수 상승, 혈압 상승, 근육긴장을 통해 어지러움을 유발할 수 있다.

자율신경계 이상은 우리 몸의 평형유지 시스템인 전정계에도 영향을 미친다. 전정계는 귀 속에 위치한 감각기관인데, 자세 변화나 움직임을 감지해 뇌에 전달하는 역할을 한다. 자율신경계와 전정계는 복잡하게 상호작용하므로, 자율신경계의 변화가 전정계 기능에 영향을 미칠 수 있다. 예를 들어, 교감신경의 과활성화는 내이의 혈류를 변화시켜 전정 기능에 영향을 줄 수 있으며, 이는 어지럼증으로 이어질 수 있다.

또한, 자율신경계의 불균형은 전정계가 보내는 정보의 처리 과정을 변화시킬 수 있다. 이는 전정계에서 오는 정보와 시각, 체성감각 등 다른 감각 정보 사이의 불일치를 야기할 수 있다. 예를 들어, 시각적으로는 움직임이 없지만 전정계에서는 움직임을 감지하는 잘못된 신호가 지속적으로 전달될 수 있다. 뇌가 이러한 모순된 정보를 해석하려 할 때 어지럼증, 구역감 등의 증상이 발생한다. 이러한 증상들은 다시 불안을 증가시켜 악순환을 만들어낸다.

자율신경계와 어지럼증의 관계

1. 직접적 원인: 자율신경 실조

- 기립성 저혈압
  원인: 자세변화 시 교감신경 활성 부족 - 뇌혈류량 일시적 감소
  증상: 현기증, 어지럼증, 실신

- 체위성 기립 빈맥 증후군
  원인: 자세변화 시 과도한 교감신경 활성화
  증상: 심장 두근거림, 어지러움, 두통

2. 심인성 어지럼증

스트레스, 불안, 우울 등의 정서적 요인
  → 편도체 과활성화, 자율신경계 불균형

→ 교감신경계 활성화, 심박수, 호흡 증가, 근육 긴장
→ 과호흡으로 인한 혈중 CO_2 감소, 순환 저하로 인한 뇌혈류량 감소

→ 자율신경계가 전정계 기능에 영향
→ 감각 정보와 전정계 신호의 불일치
→ 뇌의 정보 통합과정에서 혼란
→ 어지러움 발생

어지러움이 일으키는 불안함

반대로 전정계의 이상으로 어지러움이 먼저 생기고, 이로 인해 불안감이 생기면서 어지러움을 가중시키는 경우도 있다. 우리가 흔들리는 배 위에서 아래를 바라본다고 생각해보자. 어지러움과 함께 두려움을 느끼면서 심장박동이 빨라질 수 있지 않은가?

예를 들어 이석증, 메니에르병 같은 질환들은 전정계의 문제로 발생한다. 이비인후과에서 진료를 볼 때 귀의 문제로 어지러움이 발생했다고 하는 경우다. 이석증은 내이의 세반고리관에 있는 칼슘 결정체인 이석이 이탈하여 발생하고, 메니에르병은 내림프액의 압력변화로 발생한다. 둘 다 전정계의 문제로 발생하므로 스트레스나 심리적 요인과 전혀 상관없이도 발생할 수 있다. 그런데 증상이 일시적으로 생겼다가 금방 나으면 괜찮겠지만, 이 어지러움이 강하고

지속적인 경우에는 어지러움에 의한 불안이 유발되는 경우가 많다. 반복적인 극심한 어지러움이 움직이는 것에 대한 두려움을 유발하는 것이다.

어지럼증 자체의 불편함도 큰데, 이것이 반복되면서 '이러다 쓰러지면 어떡하지', '증상이 점점 심해져서 일상생활을 못 하게 되면 어쩌지' 하는 걱정이 겹치면서 다른 자율신경계 반응을 일으키기도 한다. 이것이 불안장애나 공황장애로 발전하기도 한다. 이는 처음에는 전정계의 원인으로 발생한 어지러움인데, 어지러움을 일으키는 새로운 원인이 추가되는 것과도 같다.

이처럼 어지러움과 자율신경계의 문제는 마치 닭이 먼저냐, 달걀이 먼저이냐처럼 원인의 선후를 뚜렷하게 구분이 어려운 경우도 많으며 서로가 영향을 주고받는다. 뇌에서 전정기관으로부터 전달된 정보를 통합하는 부위parabrachial nucleus-팔곁핵가 편도체, 시상하부, 전전두엽 등 공포나 불안 반응을 조절하는 구조물들과 밀접하게 연결되어 양방향으로 영향을 주고받기 때문이다. 정리하자면 어지러움이 불안이나 공포와 같은 정서적 반응을 유발할 수 있고, 불안이나 스트레스 상태가 자율신경계를 통해 전정계에 영향을 미쳐 어지러움을 일으킬 수도 있다. 또한 두 가지가 서로 악순환을 일으키며 증상을 점점 심하게 만들 수도 있겠다.

따라서 어지러움이 단순히 귀의 문제만으로 발생한다고 보는 것은 정확하지 않다. 또한 전정계의 문제로 발생한 어지러움이라도, 자율신경계의 영향을 간과할 수 없다.

어지러움과 불안의 악순환

어지러움 발생(다양한 원인으로 시작)
- 자율신경 실조(기립성 저혈압, 체위성 기립 빈맥 증후군 등)
- 전정계 문제(이석증, 메니에르병 등)
- 심인성 요인(스트레스, 불안, 공황장애 등)

↓

심리적 반응
- 어지러움으로 인한 불안, 공포 증가
- 어지러움에 대한 과도한 걱정

↓

자율신경계 불균형 심화
- 편도체, 시상하부, 전전두엽의 상호작용
- 전정계와 자율신경계의 상호작용

↓

어지러움뿐 아니라 자율신경실조로 인한 다양한 증상 발생 가능
(호흡의 불편, 두근거림, 두통 등)

↓

악순환
- 어지러움 증상 악화
- 불안 증가
- 자율신경 불균형 심화

어지럼증에 대한 통합적 시각

우리가 어지럼증을 바라보는 시각에 변화가 필요한 때다. 단순히 귀의 문제, 혹은 심리적 문제로 국한해 접근하기에는 어지럼증의 원인이 복합적이기 때문이다. 어지러움이 자율신경계의 문제와 동반돼서 나타나고, 만성화가 된 경우에는 근본적인 해결을 위해서 통합적 접근이 필요하다. 신체, 정신, 사회적 측면이 유기적으로 얽힌 어지럼증의 실체를 직시할 때, 비로소 근본적인 치료의 실마리를 찾을 수 있다.

우선 몸과 마음을 아우르는 치료가 필요하다. 심리적 문제에 대한 상담과 치료를 병행하고, 스스로도 마음을 관리하기 위한 명상과 이완요법 등으로 불안과 스트레스에 대처해야 한다. 나아가 규칙적인 운동, 균형 잡힌 식단 등 일상의 작은 습관들을 개선해 신체 전반의 건강상태를 개선해 나가는 노력도 병행되어야겠다. 이렇듯 환자의 삶 전반에 걸친 통합적 접근이야말로 어지럼증 치유의 핵심 열쇠가 될 것이다. 이 책에서 다루고 있는 명상, 호흡을 통한 이완, 운동 등 자율신경계를 바로잡기 위한 자기 관리가 모두 중요하다.

한의학적 접근도 이런 관점이 많이 녹아 있다. 한의학에서는 어지러움 개선을 위해 정신건강, 체력상태, 수면, 소화, 식욕, 한열의 치우침, 혈액과 체액의 순환 등 다양한 요소를 고려한다. 이런 요소들을 파악하여 개인의 체질과 증상에 맞춘 섬세한 진단과 맞춤 처방을 강조한다. 실제로 어지러움에 사용되는 한약 치료는 전정 기관의 림프액 순환, 기능 회복과 더불어 자율신경계의 균형을 바로잡고, 스트레스에 대한 저항력을 높이는 것을 목표로 한다. 침, 한약 치료는 자율신경계의 균형을 회복하는 데 도움을 준다. 또한 내이의 혈류를 개선하고 전정계의 과민반응을 억제하여 어지러움을 완화한다. 필요시 서양의학적 치료와 적절히 병행되어야 하겠지만, 한의학의 오랜 경험과 통찰을 어지럼증 치료에 활용한다면 시너지 효과를 기대해볼 만하다.

  원인을 찾기 어려운 만성적인 어지럼증 치료의 핵심은 자율신경계의 균형을 되찾는 것이라 할 수 있다. 자율신경계의 불균형은 어지럼증뿐 아니라 온몸의 면역력 저하, 내분비계 혼란 등 다양한 건강 문제로 이어질 수 있다. 따라서 약물, 심리치료 등 어지럼증 자체에 대한 개입과 더불어, 환자의 전반적인 생활 습관과 스트레스 대처 방식을 점검하고 개선하는 노력이 병행되어야 한다.

  어지럼증은 단순 질병이 아닌, 몸과 마음의 균형까지 깨져 흔들리는 상태다. 이 신호에 귀 기울여 몸과 마음, 나아가 나를 둘러싼 환경의 조화를 되찾는 것이 필요하다. 약물치료도, 운동도, 심리치료도 모두 이 '균형 찾기'를 위한 우리의 노력이라 할 수 있겠다. 몸과 마음의 균형 잡기, 쉽지 않은 도전이지만 희망을 잃지 않고 노력한다면 반드시 좋아질 수 있다. 어질어질한 세상에 맞서, 당신만의 중심을 잡아가시길 응원한다!

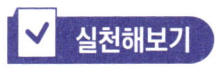

흔들리는 몸과 마음의 균형잡기

어지러움을 개선하기 위한 운동과 훈련

어지러움을 개선하고 균형을 유지하기 위해 전정계를 재활하는 운동과 균형감각 훈련을 단계별로 진행해보자. 이 훈련은 전정기관, 시각계, 체성감각계 간의 협력을 향상시켜 균형을 유지하고 어지럼증을 줄이는 데 도움을 준다. 전정재활치료에서 사용되는 이 훈련 방법은 다양한 종류의 어지러움, 특히 만성적인 어지러움에서 효과가 입증되었다.

이런 훈련들은 어지럼증을 감소시키고, 전반적인 균형 능력을 향상시키는 데 효과적이다. 이 훈련은 전정계를 자극하고 적응을 촉진하여 신경계가 더욱 효과적으로 균형을 조절할 수 있도록 돕는다.

주의사항
- 어지럼증의 원인이 명확하지 않거나 증상이 심한 경우, 훈련을 시작하기 전에 반드시 담당의와 상담해보자. 예를 들어 이석증 급성기나 메니에르병 발작기와 같이 어지러움이 심한 시기에는 훈련보다 치료가 우선된다.

- 점진적 진행: 처음부터 무리한 훈련을 시도하지 않고, 점진적으로 강도를 높여가며 훈련을 진행한다.
- 안전한 환경: 훈련을 할 때는 넘어질 위험이 없는 안전한 환경에서 실시하며, 필요 시 벽이나 의자 등을 이용해 균형을 잡을 수 있도록 한다.
- 훈련을 처음 시작하면 약간 어지러운 듯한 느낌이 드는 것이 정상이다. 전정계를 자극하여 재활하는 것이 훈련의 목적이기 때문이다. 하지만 훈련을 지속하기 어려울 정도로 어지러우면 훈련을 멈추고 더 쉬운 단계로 간다.

균형감각 훈련은 일상생활 속에서 쉽게 실천할 수 있는 다양한 방법으로 구성된다. 아래는 단계별로 따라 할 수 있는 균형감각 훈련 방법들이다.

Step 1 | 앉아서 시선 고정 훈련

전정계를 자극하고 시각적 안정성을 향상시키는 기초 훈련이다.

❶ 편안한 의자에 앉아 등을 곧게 펴고 편안하게 앉는다.
❷ 눈앞 약 1.5미터 정도 거리에 있는 고정된 물체를 응시한다.
❸ 머리 회전: 시선을 고정한 채로 천천히 고개를 좌우로 돌린다. 시선이 고정된 물체에서 벗어나지 않도록 한다.
❹ 반복: 좌우로 고개를 돌리는 동작을 10회 반복한다. 천천히 시작하고, 점차 속도를 높인다

❺ 고개 숙이기: 시선을 고정한 채로 고개를 끄덕이듯 천천히 고개를 숙인다. 고개를 숙일 때도 시선은 정면을 응시한다.
❻ 반복: 마찬가지로 고개를 끄덕이는 동작을 10회 반복한다.

Step 2 | 서서 시선 고정 훈련

1단계 훈련을 앉아서 하는 것이 익숙해지면 서서 시행한다. 선 자세로 위와 동일한 과정을 거친다. 처음에는 벽이나 의자 등을 잡고 시행한다.

Step 3 | 머리 회전 걷기

고개를 돌리면서 걷는 훈련은 전정계를 더욱 적극적으로 자극하여 균형 감각을 향상시킨다.

❶ 평지에서 자연스럽게 걷기 시작한다.
❷ 걷는 동안 고개를 천천히 좌우로 돌린다.
❸ 처음에는 고개를 천천히 돌리고, 익숙해지면 속도를 조금씩 높인다.
❹ 하루에 5분씩 연습한다.

Step 4 | 한 발로 서기 훈련

한쪽 다리를 들고 균형을 잡는 연습을 통해 전정계와 체성감각계를 동시에 자극하는 방법이다.

❶ 의자나 벽을 잡고 한쪽 다리를 들고 서서 균형을 잡는다.

❷ 30초 동안 유지하고, 반대쪽 다리로도 반복한다.
❸ 익숙해지면 눈을 감고 균형을 잡아본다.
❹ 하루에 2-3회 반복한다.

🚶 Step 5 | 한 발로 서서 머리 회전

균형 감각을 더욱 강화하기 위해 한 발로 서서 머리를 좌우로 돌리는 훈련이다.

❶ 의자나 벽을 잡고 한쪽 다리를 들고 서서 균형을 잡는다.
❷ 머리 좌우 회전: 한 발로 서서 균형을 잡는 동안 고개를 천천히 좌우로 돌린다.
❸ 반복: 좌우로 고개를 돌리는 동작을 10회 반복한다.
❹ 반대쪽 다리: 반대쪽 다리로도 동일하게 반복한다.
❺ 난이도 증가: 익숙해지면 눈을 감고 같은 동작을 반복한다.

전정재활운동은 꾸준히 시행하면 많은 만성 어지러움 환자에게 도움이 되는 것으로 알려져 있다. 매일매일 꾸준히 시행하는 게 좋다. 다만 어지러움이 심한 급성기에는 치료가 우선 되어야 한다. 이 외에도 앞서 공황장애 파트, 불안장애 파트에서 다룬 호흡훈련과 명상법도 자율신경계를 안정시키고 어지러움을 가라앉히는 데 많은 도움이 된다.

불면증

불면, 피로

 아무리 자려고 해도 시간만 계속 지나간다면?

✓ 증상과 원인

잠들려고 눈을 감으면 온갖 생각들이 밀려들어 도저히 잠들 수가 없어요. 침대가 저를 가두는 감옥처럼 느껴져요.

잠들려고 누우면 온갖 생각이 다 드는 거예요. 내일 중요한 회의 자료는 잘 준비했는지, 아이 학원은 누가 데려다주나… 별걱정을 다 하다 보면 어느새 한밤중이 다 되어 있더라고요. 그래도 지금 자면 몇 시간은 잘 수 있을 거란 희망을 갖고 있는데, 한 시간이 가고 두 시간이 흘러도 좀처럼 잠이 들지 않아요. 점점 조바심이 나면서 휴대폰으로 몇 번이고 시간을 확인하게 돼요.

'지금 잠들면 4시간은 잘 수 있어.' 그렇게 타이머를 맞추듯 계산하다 보면 잠은 더 달아나고, 남은 시간은 자꾸만 줄어드는 거예요.

> 새벽 4시쯤 되면 완전히 지쳐서 멍해지죠. 이젠 아예 포기할까, 차라리 오늘 하루 휴가를 내야 하나… 별별 생각이 다 들더라고요. 결국 밤을 뜬눈으로 지새고 출근하면, 낮에는 좀비처럼 움직여요. 머리는 멍하고, 눈은 감겨오고… 운전대만 잡으면 잠이 쏟아져요. 그래도 일을 안 할 수는 없으니 회사에서 겨우겨우 버텨보지만, 사람들 만나는 게 괴롭고 일처리도 엉망이 되는 거죠. 도대체 이 악순환의 고리는 어떻게 끊어야 할까요….

불면증으로 고통받는 H씨의 토로다. 6개월 전부터 심해진 불면증은 그녀의 일상을 송두리째 빼앗아 갔다.

H씨의 말에서 불면증 환자들의 고충이 절절하게 드러난다. 잠들지 못하는 밤의 고통 속에서 그들은 반복되는 일상의 압박과도 싸워야만 한다. 머릿속이 온갖 걱정과 번민으로 가득하여 잠은 안 오는데, 몸은 쉴 새 없이 피로에 찌들어간다. 한밤의 적막 속에서 그들을 지배하는 건 초조함뿐이다.

H씨뿐만이 아니다. 불면증을 호소하는 현대인들이 점점 늘고 있다. 국민건강보험공단에 따르면 22년 수면 장애로 병원을 찾은 환자의 수는 110만 명에 육박하는 것으로 나타났다. 2018년 85만 5,025명에서 4년 새 28% 가까이 급증한 수치다.

삶의 질을 크게 떨어뜨리는 불면증

불면증은 단순한 숙면 부족을 넘어 삶의 질을 크게 떨어뜨리는 질환이다. 불면에 시달리는 사람들은 무기력감, 피로감을 함께 호소하는가 하면, 과도한 졸음으로 인해 낮 동안 안전사고 위험에 놓이기도 한다. 업무와 학업의 능률이 떨어지고, 대인 관계에서도 어려움을 겪게 된다. 뿐만 아니라 우울증, 불안 장애와 같은 정신 질환의 발병 위험도 높아진다. 만성질환의 위험 역시 커지는데, 당뇨, 심혈관 질환, 비만 등의 발병률이 불면증 환자에게 더 높은 경향을 보인다.

이렇듯 불면증은 단순히 피곤한 정도가 아니라, 온전한 일상을 방해하고 삶의 질을 크게 떨어뜨릴 수 있는 질병이다. 하지만 정작 환자들은 불면증의 심각성을 제대로 인지하지 못해, 적절한 치료 시기를 놓치는 경우가 많다. 불면증이 가벼운 증상이라 여기고 그냥 참고 지내다가, 점점 더 고통 속으로 빠져드는 것이다. 그렇게 불면증의 덫에 걸린 채로 악순환을 거듭하는 동안, 그들은 마음과 몸이 모두 망가져 간다는 걸 절감한다.

오늘날 우리는 왜 이렇게 잠들지 못하는 고통에 시달리고 있을까? 불면증, 그 뒤에 감춰진 자율신경계의 신호를 들여다볼 때다.

불면증의 다양한 얼굴들

불면증은 단순히 잠들기 어려운 증상만을 의미하지 않는다. 불면증은 다양한 양상으로 나타나는데, 크게 입면장애, 수면유지장애, 조기 각성 등으로 구분할 수 있다.

먼저, 입면장애는 자려고 누웠을 때 잠들기까지 30분 이상 걸리는 경우를 말하는데, 대개 과도한 스트레스와 긴장, 또는 각성 상태가 야간의 수면 시작을 방해하면서 나타난다.

반면 수면유지장애는 한밤중에 자주 깨는 증상을 말한다. 자다가 한두 번 깨는 건 정상이지만, 불면증 환자의 경우 밤사이 몇 번씩이나 깼다가 다시 잠들기까지 어려움을 겪는다. 화장실에 가기 위해 일어났다가 다시 잠들지 못하고 뒤척이는 경우도 이에 해당한다.

조기 각성은 원하는 시간보다 일찍 깨는 증상이다. 새벽 3~4시에 눈이 뜨이고 그 이후로는 좀처럼 잠들기 어려운 상태인데, 우울증 환자에게서 흔히 나타난다.

주간 졸림증은 불면증 환자에게 흔히 동반되는 증상인데, 낮 시간 동안 견디기 힘든 졸음에 시달리는 것이다. 밤에 제대로 숙면을 취하지 못한 결과 낮에는 심한 졸림증으로 이어지는 것이다. 이는 업무나 일상생활에 큰 지장을 초래하고, 심한 경우 낮잠을 자지 않고는 버티기 힘든 지경에 이르기도 한다.

이렇게 불면증은 잠드는 시점, 수면 유지, 각성 시점, 주간 기능 등 수면의 전 과정에 걸쳐 다양한 문제를 야기한다. 단순히 잠들기 어려운 정도를 넘어, 깊고 안정적인 수면 상태로 들어가지 못하는 것이 불면증의 본질이라 할 수 있겠다.

그렇다면 왜 어떤 사람들은 쉽게 잠들고, 또 어떤 사람들은 밤마다 뒤척여야 할까? 여러 요인들이 복합적으로 작용하는데, 자율신경계의 불균형을 빼 놓을 수 없다. 불면증의 근본적 치료를 위해서는 자율신경계의 조절 기능을 회복시키는 것이 중요하다. 단순히 수면제에만 의존해서는 일시적으로 복용 시에만 잠을 잘 수 있을 뿐이다. 신경계가 보내는 불면의 신호를 정확히 읽고, 자율신경계의 균형을 되찾아 주는 것. 그것이 불면증의 다양한 증상들을 극복하는 지혜로운 방법일 것이다.

불면증의 다양한 양상

1. 입면장애
   - 잠들기까지 30분 이상 소요

2. 수면유지장애
   - 한밤중 자주 깨고 다시 잠들기 어려움

3. 조기 각성
- 원하는 시간보다 일찍 깨어남(새벽 3~4시)

4. 주간 졸림증
- 낮 시간 동안 견디기 힘든 졸음
- 업무와 일상생활에 지장

과도한 각성, 쉽게 쉬지 못하는 마음

불면증의 근원에는 과도한 각성 상태가 자리 잡고 있다. 누워서 눈을 감기만 하면 어김없이 찾아오는 머릿속을 떠나지 않는 잡념들. 이것이 불면증으로 고통받는 이들이 매일 밤 겪어야 하는 풍경이다.

그들을 이토록 각성 상태로 내모는 주범은 바로 자율신경계의 불균형, 그중에서도 교감신경의 과활성화에 있다. 자율신경계는 교감신경과 부교감신경의 균형 속에 모든 장기의 기능을 조절한다. 이 균형이 무너지면 신체의 각 기능에 문제가 생기게 되는데, 수면 역시 예외가 아니다. 과도한 스트레스가 교감신경을 자극하고, 각성 상태를 지속시켜 잠들기를 어렵게 만드는 것이다. 또한 우울감이나 만성피로가 부교감신경의 활성도를 떨어뜨리면, 숙면을 취하기 어려워진다. 깊은 수면에 도달하지 못하고 자주 깨는 양상으로 이어지게 되는 것이다.

교감신경은 우리 몸을 각성시키고 스트레스에 대응하게 만드는 신경이다. 위험한 상황에 처하면 심장박동을 빠르게 하고, 호흡을 가쁘게 만들며, 근육에 긴장을 주어 싸울 준비를 하게 만드는 것이다. 문제는 현대인들이 만성적인 스트레스에 시달리면서 교감신경이 과도하게 활성화된 상태에 놓여있다는 점이다. 직장과 가정에서의 각종 스트레스, 불규칙한 생활습관, 늦은 밤까지 이어지는 디지털 기기 사용과 인공조명의 노출은 교감신경을 지속적으로 자극한다. 그 결과 밤이 되어도 각성 상태에서 벗어나지 못하고 잠들기가 어려워지는 것이다.

뿐만 아니라 과도한 각성은 시상하부-뇌하수체-부신 축 HPA axis의 과활성화로 이어진다. HPA 축은 스트레스에 대한 우리 몸의 대응 체계인데, 이것이 조절이 제대로 되지 않으면 스트레스 호르몬인 코티솔의 분비가 과도해진다. 그러면 밤에 잠이 들어도 금세 깨고, 깊은 수면에 도달하기 어려워지면서 숙면을 방해하게 된다.

불면증을 겪는 이들은 흔히 이렇게 말한다. "온몸은 피곤한데 멈출 줄 모르는 생각 때문에 잠들 수 없어요." 마음은 쉬고 싶은데, 과도하게 활성화된 교감신경과 스트레스 호르몬이 그들을 가만히 놔두지 않는 것이다. 이들에게 필요한 것은 과각성의 덫에서 빠져나와 심신의 안정을 되찾는 일이다. 과도하게 긴장된 교감신경의 활성도를 낮추고, 몸의 이완 반응을 이끌어내는 부교감신경을 강화시켜주어야 한다. 아울러 스트레스에 대한 우리 몸의 과도한 대응

체계를 진정시켜, 코티솔 분비를 안정화시키는 것 또한 중요한 과제다.

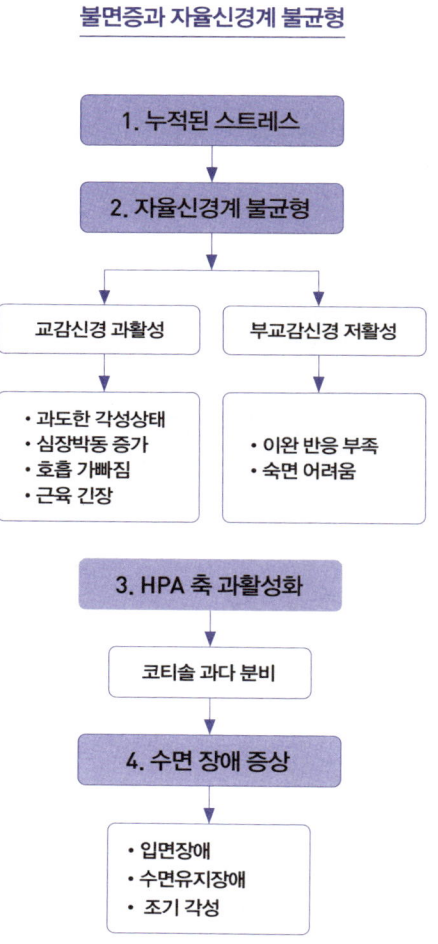

내 몸의 시계가 고장났을 때

다음으로 생각해 볼 것은 우리 몸의 일주기 리듬circadian rhythm이다. 우리 몸은 일정한 주기를 가지고 규칙적인 리듬에 따라 살아간다. 일주기 리듬이라 불리는 이 리듬은 약 24시간을 주기로 규칙적으로 반복되는데, 잠자고 깨는 것부터 세포의 대사, 호르몬의 분비, 체온의 변화에 이르기까지 우리 몸의 거의 모든 기능이 이 리듬에 맞춰 움직인다. 일주기 리듬은 외부 환경의 변화에 맞춰 우리 몸의 기능을 최적화하는 역할을 한다. 낮에는 활동하기에 적합한 상태로, 밤에는 쉬고 회복하기에 알맞은 상태로 몸을 만들어 주는 것이다.

정상적인 일주기 리듬을 가진 사람의 몸은 외부 환경에 맞춰서 '아 지금은 낮이구나, 이제 활동을 하고 에너지를 만들어 내야겠다' 혹은 '해가 지고 어두워지는 저녁이 됐구나. 이제 수면을 통해서 휴식하고 몸을 회복시킬 준비를 해야겠다' 하고 준비를 한다. 그런데 이 일주기 리듬에 문제가 생기면 어떻게 될까? 잠들어야 할 시간에 잠들지 못하고, 깨어 있어야 할 때 졸음이 쏟아지는 것이다.

특히 일주기 리듬 수면장애Circadian Rhythm Sleep Disorders는 불면증의 한 유형으로, 수면-각성 주기가 혼란되어 있는 상태를 말한다. 정상적인 수면 시간보다 아주 늦게 자고 늦게 일어난다든지, 밤에만 활동을 하고 해가 떠 있는 낮에 잠을 잔다든지 하는 경우다. 이는 단순한 습관의 문제가 아니라 일주기 리듬의 심각한 교란을 반영하는 것이다.

더욱 주목해야 할 점은, 일주기 리듬의 교란이 단순히 불면증에 그치지 않고 우리 건강에 광범위한 영향을 미친다는 사실이다. 최근 연구에 따르면, 만성적인 일주기 리듬의 교란은 비만, 당뇨병, 심혈관질환, 암 발생 위험을 크게 높이는 것으로 나타났다. 실제로 교대근무자들에게서 이러한 질병들의 발병률이 높게 나타나는데, 이는 불규칙한 수면과 생활 패턴으로 인한 일주기 리듬의 혼란이 대사 질환을 초래하기 때문이다. 호르몬 분비, 체온 조절, 면역 기능 등 우리 몸의 핵심 기능들이 본래의 리듬을 잃고 엇박자를 내면서, 건강에 심각한 악영향을 미치는 것이다.

그렇다면 이 일주기 리듬은 어떻게 만들어지는 걸까? 바로 우리 뇌 속 시교차상핵SCN이라는 신경핵이 우리 몸의 시계 역할을 해주고 있다. 이 시계는 빛의 자극 등 외부환경을 받아들여 우리 몸의 24시간 주기의 리듬을 만들어낸다. 문제는 현대인의 생활습관이 이 생체시계를 흔들어 놓고 있다는 것이다. 불규칙한 수면 패턴, 야간근무, 늦은 시간까지 지속되는 전자기기 사용 등은 모두 건강한 일주기 리듬을 방해하는 요인들이다.

일주기 리듬은 또한 자율신경계와 밀접한 연관이 있다. 우리 몸의 생체시계인 시교차상핵은 자율신경계의 활동을 조절하는 데 중요한 역할을 한다. 시계 역할을 하니 낮인지 밤인지 시간을 파악해서 우리 몸의 활동을 조절하는 것이 당연하다. 낮 동안에는 시교차상핵이 교감신경을 활성화하여 몸을 각성 상태로 유지하게 한다.

이는 우리가 일상적인 활동을 수행하는 데 필요한 에너지를 공급하고, 주의를 집중시킨다. 반대로 밤이 되면 부교감신경을 활성화하여 몸을 이완시키고, 수면을 준비하게 한다. 그런데 이런 일주기 리듬이 교란되어 있으면 자율신경계에도 당연히 혼란을 주기 마련이다.

반대로 스트레스로 인한 자율신경계의 변화도 일주기 리듬을 교란시켜 수면을 방해한다. 스트레스로 인한 교감신경의 과활성화는 투쟁-도피 반응을 일으키며, 시상하부-뇌하수체-부신 축_{HPA axis}를 과도하게 활성화시켜 스트레스 호르몬의 분비를 증가시킨다. 이는 신체를 지속적으로 각성상태로 있게 만들고, 멜라토닌의 분비를 억제하여 정상적인 일주기 리듬을 혼란시킨다.

이로 인해 수면-각성 주기에 혼란이 생기면 낮에 활동을 할 시간에 피곤하고 잠이 오고, 야간에 자야 할 때 과도하게 각성 상태로 있게 만들 수 있다. 밤에 몸은 침대에 누워서 잘 준비를 하고 있지만, 내 마음은 아직도 쉬지 못하고 바삐 일하고 있는 것과 같다.

수면을 되찾고 시간의 질서를 바로잡으려면

이렇게 일주기 리듬과 자율신경계를 혼란시켜서 불면증을 악화시키는 요인들을 살펴보자. 스트레스 많은 현대인의 바쁘고 불규칙한 삶의 패턴에서 수면을 방해하는 요소는 아주 많다. 우리 몸의 생체시계는 해가 뜨고 지는 패턴에 맞춰서 동기화하도록 설계되어 있는데, 바쁜 일상을 살아가는 현대인들은 자연의 리듬과 멀어진 채 인위적인 생활 패턴에 내몰리고 있기 때문이다.

늦은 밤까지 이어지는 업무와 야근, 불규칙한 출퇴근 시간, 주말에 늦잠 자는 습관 등은 모두 우리의 수면-각성 리듬을 흐트러뜨리는 요인들이다. 주중과 주말의 수면 패턴이 크게 달라지는 '사회적 시차social jetlag'는 일주기 리듬 장애의 대표적 사례라 할 수 있다.

늦은 밤의 과도한 빛 노출과 각성 활동도 수면에 부정적 영향을 미친다. 인공조명의 강한 빛자극에 노출되면 우리 몸은 낮인지 밤인지 헷갈리게 된다. 우리 몸의 생체시계인 시교차상핵은 빛 자극을 통해서 현재의 시간을 파악하고 외부환경에 몸을 동기화하기 때문이다. 특히 최근에는 야간의 스마트폰, TV 등 전자기기 사용이 수면에 부정적 영향을 많이 미치는 경우를 자주 본다. 전자기기에서 나오는 블루라이트는 우리 몸의 멜라토닌 분비를 억제하여 수면을 방해하는 것으로 알려져 있다. 늦은 밤에도 SNS를 보거나 유튜브 영상을 시청하는 습관 때문에 많은 현대인들이 불면에 시달리고 있다.

술과 담배, 카페인 같은 기호품의 과다 사용 또한 건강한 수면을 방해하는 주요 요인 중 하나다. 알코올은 수면 중 각성을 증가시키고 정상 수면패턴을 파괴하는 것으로 알려져 있고 카페인은 잠들기 6시간 이내에 섭취하면 입면시간 지연, 수면 시간 단축, 수면의 질 저하 등을 초래한다.

격한 운동은 피로를 유발해 숙면에 도움될 것 같지만, 막상 잠들기 전 저녁에 운동을 하면 오히려 각성효과로 인해 잠들기 어렵게 만든다. 강한 신체 활동이 우리 몸으로 하여금 낮인 줄 착각하게 만드는 것이다. 따라서 숙면을 위해 운동을 한다면 해가 지기 전 낮시간에 햇볕을 쬐면서 하는 게 가장 좋다.

과도한 스트레스와 감정적 긴장 또한 불면증의 주범이다. 스트레스 상황에서 분비되는 코티솔 호르몬은 각성을 유발하고 수면을 방해하는 효과가 있어, 만성 스트레스에 노출된 사람들은 잠들기 어려움을 호소하곤 한다. 특히 우울감이나 불안감이 높은 경우 정서적 각성 상태가 지속되어 불면증으로 이어질 가능성이 크다. 침대에 누워서도 머릿속을 떠나지 않는 걱정과 생각들, 도무지 멈출 줄 모르는 불안과 초조함, 이는 많은 불면증 환자들이 호소하는 증상들이다. 스트레스에 대한 반응으로 과활성화된 뇌는 좀처럼 수면 모드로 전환되지 않고, 끊임없이 각성 상태를 유지하려 하는 것이다.

이처럼 불면증을 극복하고 정상적인 건강상태를 지키기 위해서는 자율신경기능과 일주기 리듬을 혼란시키는 나쁜 요소를 제거하는 것이 가장 중요하다. 아울러 스트레스 관리와 이완 훈련 등을 통해 자율신경계의 균형을 회복하고 정서적 안정을 만드는 것이 중요한 역할을 할 것이다. 이런 실천이 절대 쉽거나 하루아침에 되는 것은 아니다. 다만, 구체적인 방법을 그동안 몰랐을 뿐 아주 어렵지도 않다. 이 책에서 제시하는 방법들을 하나하나 따라하면서 작은 노력들이 꾸준히 이어진다면 건강한 잠을 반드시 되찾을 수 있다. 이 책이 불면증으로 고통받는 많은 분들에게 회복의 길잡이가 되기를 기원한다.

1. 일주기 리듬 Circadian Rhythm

- 약 24시간 주기로 규칙적인 반복
- 외부 환경에 우리 몸을 동기화하여 최적화
- 조절: 시교차상핵SCN – 생체시계 역할
- 영향 받는 기능:
    - 수면: 각성 주기
    - 호르몬 분비
    - 체온 변화
    - 세포 대사

2. 일주기 리듬 교란 요인

- 불규칙한 생활 패턴
- 야간 근무
- 늦은 시간 전자기기 사용(tv, 스마트폰, 유튜브 등)
- 강한 인공조명에 지속적 노출
- 알코올, 니코틴, 카페인 등 물질
- 야간의 격렬한 운동, 야식 등

- 사회적 시차 Social Jetlag – 주말에 잠을 몰아서 자는 등 주중과 주말의 수면 패턴 차이가 나타나는 것
- 스트레스와 자율신경계 불균형

3. 일주기 리듬 교란의 영향
- 불면증
- 주간 졸음
- 호르몬 불균형
- 면역기능 저하
- 우울 불안 등 정서적 악영향
- 만성 질환 위험 증가
    - 비만, 당뇨병, 심혈관 질환, 암

4. 자율신경계와의 관계
- 정상상태에서의 시교차상핵
    - 낮: 교감신경 활성화
    - 밤: 부교감신경 활성화
- 스트레스로 인한 교란:
    - 밤낮에 상관없는 지속적인 긴장, 교감신경 항진
    - HPA 축 과활성화, 코티솔 과다 분비
    - 야간의 과도한 각성상태 지속
    - 멜라토닌 분비 억제

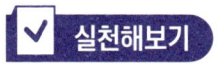

수면위생

불면증을 극복하기 위해서는 올바른 수면 습관, 즉 수면 위생을 유지하는 것이 매우 중요하다. 수면 위생이란 양질의 수면을 위해 필요한 생활 습관을 지키고 환경을 조성하는 것을 의미한다. 이를 통해 자율신경계를 안정시키고, 건강한 일주기 리듬을 회복할 수 있다. 건강한 수면을 위해 지켜야 할 수면 위생 방법들을 소개한다.

1. 규칙적인 수면 시간 유지하기

매일 같은 시간에 자고 일어나는 것이 중요하다. 특히 주말에도 평일과 동일한 시간에 일어나도록 노력해보자. 이는 일주기 리듬을 일정하게 유지하는 데 도움이 된다. 주말에 밀린 잠을 몰아서 늦게 일어난다고 피로가 더 풀리지 않는다. 오히려 일주기 리듬의 혼란이 발생하고, 이는 주중의 피로감을 심화시킨다.

또한 낮과 밤이 바뀌어서 활동하는 것은 신체적 정신적으로 매우 악영향이 크다. 생체시계와 일주기 리듬이 안정화되기 위해서 가장 중요한 것은 해가 뜨고 해가 지는 주기에 맞춰서 생활하는 것이다. 해가 진 이후에는 신체활동을 줄이고 되도록 빨리 자는 것이 좋고, 해가 뜬 이후에는 되도록 빨리 일어나는 것이 좋다.

2. 낮 시간의 충분한 활동, 규칙적인 운동, 햇볕쬐기

낮(해가 떠 있는 시간)에는 햇볕을 충분히 보고 산책을 하는 등 충분한 신체활동을 하는 게 좋다. 규칙적인 운동, 특히 낮 시간대의 야외 운동은 햇볕을 충분히 받아 일주기 리듬을 조절하고 수면의 질을 높이는 데에 중요하다. 가장 추천할 만한 운동은 걷기, 달리기다.

3. 야간의 활동 조절

해가 진 저녁시간 이후에는 운동, 강한 신체활동, 야식 등을 피한다. 정적인 활동을 위주로 하는 것이 좋다. 해가 진 시간부터 밤에 잠이 들 때까지 몸이 잘 시간임을 인지하고 잠에 잘 들 수 있도록 준비한다고 생각하면 된다.

야간의 격렬한 운동은 오히려 수면을 방해하므로, 늦어도 잠들기 3~4시간 전에는 운동을 마치는 것이 좋다.

4. 빛 자극 조절하기

해가 진 이후 저녁시간에는 강한 빛자극을 줄일수록 좋다. 야간인데 강한 빛자극이 망막을 통해 들어올 때 우리몸은 낮과 밤의 혼란을 느끼고 수면에 방해를 받는다. 수면장애 환자들에게 저녁시간 이후에는 집에서도 선글라스를 착용하게 하기도 하는데, 그렇게까진 하지 않더라도 집안에 조명을 어둡게 한다. 야간에 형광등을 끄고 조도가 낮은 노란색 조명(수면등)을 켜놓는 것이 수면에 도움이 된다는 연구결과도 있다.

마찬가지로 저녁시간 이후에 TV, 스마트폰 등에서 나오는 불빛을 많이 보는 것도 수면에 방해가 된다. 강한 빛자극을 피하기 위해 자기 전에는 디지털 기기의 빛자극을 최소화하도록 한다. 핸드폰에는 블루라이트 필터를 사용한다. 물론 블루라이트 필터를 사용하더라도 야간의 핸드폰 사용량은 반드시 줄여야 한다.

5. 수면 전 이완 활동

수면 전에 이완 활동을 통해 몸과 마음을 진정시키는 것이 중요하다.

명상과 심호흡: 잠들기 전 10~15분간 명상이나 심호흡을 통해 교감신경의 활동을 억제하고 부교감신경을 활성화시킨다. 공황장애 파트에서 다루었으니 참고를 바란다.

점진적 근육 이완법: 신체와 근육의 긴장을 풀어줌으로써 수면 유도에 도움이 된다. 자세한 방법은 이어서 설명해드릴 예정이다.

따뜻한 목욕: 잠들기 전 따뜻한 물로 목욕을 하면 신체적 정신적으로 이완되며 자연스럽게 수면을 유도한다.

6. 식사와 음료 조절

카페인과 알코올 제한: 카페인과 알코올은 수면을 방해하는 주요 요인이다. 특히 카페인은 잠들기 최소 6시간 전에는 섭취를 피해야 한다.

가벼운 저녁 식사: 과식은 소화 문제를 일으켜 수면을 방해할 수

있다. 또한 야식은 일주기 리듬에 혼란을 가져온다. 가벼운 저녁 식사를 하되, 늦어도 잠들기 3~4시간 전에는 음식 섭취를 마치는 것이 좋다.

7. 낮잠 조절

긴 낮잠은 밤 수면을 방해할 수 있다. 낮잠을 자야 한다면 20분 이내로 제한하고, 늦은 오후에는 피하는 것이 좋다.

수면 전 긴장을 풀어주는 점진적 근육이완법PMR

점진적 근육이완법PMR

점진적 근육 이완법Progressive Muscle Relaxation, PMR은 수면을 촉진하고 스트레스를 완화하는 데 효과적이다. 이 방법은 미국의 정신과의사 에드먼드 제이콥슨Edmund Jacobson에 의해 개발되었으며, 신체의 각 근육을 단계적으로 긴장시켰다가 이완시키는 과정을 통해 심신의 안정을 도모한다. PMR은 교감신경의 활동을 억제하고 부교감신경을 활성화시켜, 자율신경계의 균형을 회복시키는 데 도움이 된다. 원래 불안 증상을 치료하는데 사용되었지만, 그 외에도 불면, 통증, 스트레스 관리 등 다양한 상황에 이완이 필요한 경우 많이 사용되고 있다.

연구에 따르면, PMR은 교감신경의 과활성화를 줄이고, 부교감신경을 활성화하여 심신의 이완을 유도한다. 이는 스트레스 호르몬인 코티솔의 분비를 억제하고, 혈압과 심박수를 안정화시키는 데 도움을 준다

PMR은 신체의 각 근육을 긴장시켰다가 이완시키는 과정을 반복하여 신체의 긴장을 풀어준다. 이는 신체적 이완뿐만 아니라 심리적 안정감을 유도하여, 수면을 촉진하고 스트레스를 완화하는 데 효과적이다. 잠자리에 누워서 생각이 많아서 멈추기가 힘들고 각성 상태가 계속 지속될 때 시도하면 도움이 된다.

점진적 근육이완법PMR 실천법

1. 준비 단계
편안한 자세로 누워서 눈을 감는다. 깊게 숨을 들이마시고, 천천히 내쉬며 몸을 편안하게 만든다. 마음을 차분히 가라앉히고, 근육의 긴장을 풀 준비를 한다.

2. 이완할 근육 그룹 선택
PMR은 몸의 각 부분을 순서대로 가볍게 긴장시켰다가 이완시키는 과정이다. 일반적으로 발끝부터 머리까지 진행한다.

3. 근육 긴장 및 이완시키기

각 근육 그룹을 긴장시킨 후, 천천히 이완하며 긴장이 풀리는 느낌을 충분히 느껴볼 것이다. 근육이 긴장된 상태와 이완된 상태의 차이를 인식하고, 이완된 상태를 유지한다.

발과 종아리: 발가락을 아래로 당기며 발과 종아리에 가볍게 힘을 준다. 5초간 유지한 후 천천히 힘을 풀어준다. 긴장을 시켰던 상태와 긴장을 풀며 이완되는 상태의 차이를 느낀다.
허벅지와 엉덩이: 허벅지와 엉덩이에 가볍게 힘을 주며 5초간 유지한 후, 천천히 이완한다.
복부와 가슴: 복부와 가슴에 가볍게 힘을 주며 깊게 숨을 들이마신다. 5초간 유지한 후, 천천히 숨을 내쉬며 이완한다.
손과 팔: 주먹을 가볍게 쥐고 팔 전체에 힘을 준다. 5초간 유지한 후, 천천히 이완한다.
어깨와 목: 어깨를 귀 쪽으로 끌어올리며 목과 어깨에 힘을 가볍게 준다. 5초간 유지한 후, 천천히 이완한다.
얼굴: 얼굴 전체에 힘을 주며 눈을 감고 입을 꽉 다문다. 5초간 유지한 후, 천천히 이완한다.

4. 반복하기

이런 방식으로 모든 근육 그룹을 한 번씩 이완시킨 후, 필요한 경우 전체 과정을 반복한다. 이 과정을 통해 신체 전체가 완전히 이완될 때까지 반복한다.

> **주의사항**
>
> ❶ 근육을 긴장시킬 때 너무 강하게 힘을 주지 않도록 한다. 과도한 긴장은 오히려 근육에 부담을 줄 수 있다.
>
> ❷ 긴장과 이완 과정 동안 계속해서 깊고 느린 호흡을 유지한다. 호흡이 빨라지거나 얕아지지 않도록 주의한다.
>
> ❸ 조용하고 편안한 환경에서 시행한다. 주변 소음이나 방해 요소를 최소화한다.
>
> ❹ 효과는 꾸준한 실천을 통해 나타난다. 매일 같은 시간에 규칙적으로 수행하는 것이 좋다. 자기 전마다 시행하고, 스트레스를 관리하고 몸을 이완하기 위하여 낮에도 규칙적으로 시행하면 좋다.

만성피로, 브레인포그

불면, 피로

 머리가 멍하고 손 하나 까딱할 수 없을 정도로 지쳤다면?

✅ 증상과 원인

내 가게를 운영하고 손님 응대하는 게 처음에는 즐거웠는데, 이제는 가게 문을 열기가 두렵습니다. 몸이 너무 무기력하고 의욕이 없어요. 손님에게 웃으며 인사하는 것도 힘들고, 가게에 치우고 정비할 것이 보여도 외면하게 됩니다. 매출은 점점 떨어지는데… 이대로라면 문 닫을 것 같아 겁납니다.

처음엔 즐거운 마음으로 일했어요. 그런데 불황이 계속되면서 매출이 줄기 시작했죠. 의욕적으로 메뉴도 추가하고 영업시간도 늘렸지만 매출 걱정에 밤잠을 설치게 됐어요. 설상가상으로 악성리뷰를 남기는 손님들까지 생기면서 점점 지쳐갔습니다.

손님 얼굴만 봐도 얼굴이 굳어지고, 인상을 쓰게 돼요. 웃어야 할 것 같은데, 얼굴 근육이 굳어 있는 느낌이랄까… 손님들과 실랑이하고 나면 온몸에 힘이 하나도 없어졌죠. 주변에서는 "매출이 안 나올수록 새로운 메뉴도 추가하고 내부도 정비하고 노력을 해야지!"라고 쉽게 말해요. 제가 봐도 제 식당의 흐트러진 모습을 보면 별로 오고 싶지 않을 것 같아요. 그런데 그런 노력을 더 할 에너지가 이미 완전히 사라져 버린 상태입니다.

주문을 받아도 깜빡깜빡 잊어버리고, 머릿속에 뿌옇게 안개가 낀 듯 멍해지는 증상도 나타났습니다. 기억력, 집중력이 떨어지고 뭘 해도 인지가 잘 안 되는 느낌이 났어요. 찾아보니 브레인포그라고 불리는 현상이었죠. 아직 나이도 젊은데 머리가 멍하고 생각이 잘 안 나니 덜컥 겁이 나더라고요. 병원에 가서 MRI를 찍어봤는데 아무런 이상은 없었습니다. 스트레스와 피로로 생긴 것이니 푹 쉬라고 할 뿐이었습니다.

제 몸과 마음의 상태, 가게의 상태까지 어디서부터 손을 대야 할지 막막할 뿐, 해결할 엄두조차 나지 않습니다.

위 사례의 P씨는 7년째 식당을 운영하고 있는 자영업자다. 최근 들어 그는 극심한 피로와 무기력증, 그리고 동반되는 머리의 멍한 느낌에 시달리고 있다. 가게를 운영하며 겪은 스트레스가 누적된 탓이었다.

P씨의 이야기는 우리 사회에 만연한 '만성피로 증후군'을 그대로 보여준다. 갈수록 많은 현대인들이 이 같은 증상을 호소하고 있는데, 6개월 이상 지속되는 설명하기 힘든 극심한 피로, 수면 후에도 개선되지 않는 피로, 집중력, 기억력 저하, 불면, 근육통이나 관절통 등이 대표적인 증상이다. P씨에게 만성피로와 동반되어 나타난 머리가 멍한 증상은 '브레인포그Brain Fog'라고 불린다. 뇌에 안개가 낀 것처럼 머리가 멍하고, 집중이 잘 안 되고, 생각이 이어지지 않는 상태를 말한다. 환자들은 흔히 "머리에 안개가 낀 것 같다", "책을 읽거나 대화를 할 때 집중이 잘 안되고 기억력이 심하게 떨어졌다"고 표현한다. 실제로 기억력, 집중력, 판단력 저하와 같은 인지 기능 저하가 나타나며, 업무나 학업에 큰 지장을 주게 된다.

만성피로 증후군에 대한 오해와 위험성

우리나라에서도 만성피로로 고통받는 환자가 급증하고 있다. 과도한 업무 스트레스, 불규칙한 수면, 운동 부족 등이 만연한 탓이겠다. 업무와 가정에서 끊임없이 요구받고 애쓰다 보면, 어느 순간 풍선의 바람이 빠지듯 무기력해지기 마련이다. 휴식을 취해도 회복되지 않는 지친 몸과 마음 때문에 때로는 삶의 의욕까지 잃어버리게 만드는 무서운 질병이다.

하지만 안타깝게도 만성피로 증후군은 아직 제대로 인식되지 못하고 있다. "세상에 안 피곤한 사람이 어디 있어, 유난 좀 떨지 마." 라며 주변에서 가볍게 여기기 쉽다. 심지어 '게으르다'는 시선을 보내기도 한다. 하지만 이는 완전히 잘못된 시선이다. 위 사례의 P씨의 경우도 다시 업장이 회복하려면 이런저런 노력을 기울이고 새로운 시도를 해야 한다는 걸 모르지 않는다. 그동안 충분히 그런 노력을 해왔기도 하다. 그런데 이제는 말 그대로 소진되어서 움직이기 위한 신체적 정신적 에너지가 고갈되어 버린 것이다. 누구보다도 열심히 살아와서 소진된 사람들에게 '왜 더 노력하지 않냐'라고 하는 것은 조언이 아니라 폭력일 뿐이다.

만성피로는 결코 가벼운 문제가 아니다. 일시적인 증상이나 의지력의 문제도 아니다. 일상생활에 지장을 줄 정도로 심각한 피로감이 오래 지속된다면, 반드시 적극적인 관리가 필요하다. 만성피로는 우리 몸의 에너지 시스템에 근본적인 문제가 생겼다는 적신호이기 때문이다. 이 신호는 몸과 마음을 이제 스스로 적극적으로 돌봐야 한다는 그런 신호다.

만성피로의 다양한 원인들

만성피로증후군과 브레인포그는 단순히 오래 지속되는 피로감이 아니다. 일상생활에 지장을 줄 정도로 심하고 지속적인 신체적, 정신적 증상을 동반하는 복합적인 증후군이다. 만성피로증후군을 진단하기 위해서는 6개월 이상 지속되는 설명할 수 없는 심각한 피로감이 있어야 하며, 이는 휴식으로도 회복되지 않는 양상을 보인다. 또한 인지기능 저하, 수면장애, 근육통, 관절통, 두통, 소화기 증상 등 다양한 신체 증상들이 동반되는 것이 특징이다.

그렇다면 만성피로를 유발하는 원인은 무엇일까? 실제로 만성피로의 원인은 매우 다양하다. 다양한 질환, 영양 불균형, 약물 부작용 등이 모두 만성피로의 원인이 될 수 있다.

우선 만성피로는 특정 질환의 증상일 수 있다. 갑상선 기능 저하증, 당뇨병, 빈혈, 만성 감염증, 자가면역질환 등 다양한 질병들이 심각한 피로감을 유발할 수 있다. 따라서 만성피로 환자에 대해서는 이런 기저 질환들에 대한 검사와 감별진단이 필수적이다.

영양 불균형과 미네랄 결핍 또한 간과할 수 없는 원인이다. 비타민 D, 비타민 B12, 철분, 마그네슘 등의 부족은 에너지 대사에 직접적인 영향을 미쳐 만성피로를 초래할 수 있다. 현대인의 불규칙하고 불균형한 식습관은 이런 영양 문제의 위험을 높이는 요인이 되고 있다.

약물 부작용도 만성피로의 흔한 원인 중 하나다. 일부 약물이(항불안제 등) 부작용으로 피로감을 유발할 수 있는 것으로 알려져 있다. 따라서 만성피로 환자에서는 복용 중인 약물들을 꼼꼼히 확인하고, 필요시 조정하는 과정이 필요하다.

이처럼 만성피로의 원인이 특정 질환이나 영양 부족, 약물 부작용 등 명확한 원인에서 비롯된 경우라면 그 원인을 교정하는 것만으로도 증상의 개선을 기대할 수 있다. 기저 질환의 적극적 치료, 식단 개선을 통한 영양 보충, 문제가 되는 약제의 조정 등이 증상 호전에 도움이 될 것이다.

그러나 만성피로 환자들 중 많은 비율이 이런 명확한 원인을 찾기 어려운 경우다. 만성피로증후군이 여기에 해당하는데, 대부분 그 근원에는 오랫동안 누적된 스트레스와 그로 인한 자율신경계의 기능 이상이 자리 잡고 있다. 만성적인 업무 스트레스, 불규칙한 생활 패턴, 수면 부족 등은 우리 몸을 유지하는 자율신경계의 균형을 깨뜨린다. 이는 에너지 대사의 불균형을 초래하고, 면역 기능을 떨어뜨려 결국 병적인 피로로 이어지게 된다. 따라서 만성피로증후군 치료의 핵심은 바로 이 자율신경계의 균형을 회복하는 데 있다고 할 수 있겠다. 단순히 피로감을 없애는 것을 넘어, 교감신경과 부교감신경의 조화로운 작동을 되살리는 것. 건강한 삶의 리듬을 되찾는 것이 만성피로 치료의 궁극적 목표가 되어야 할 것이다.

만성피로증후군 진단기준(미국질병통제예방센터)

1. 주요증상
- 임상적으로 평가되었고, 설명이 되지 않는 새로운 피로가 6개월 이상 지속적 혹은 반복적으로 나타난다.

- 현재의 힘든 일 때문에 생긴 피로가 아니다
- 휴식으로 증상이 호전되지 않는다.
- 만성 피로 때문에 직업, 교육, 사회, 개인 활동이 실질적으로 감소해야 한다.

2. 위의 피로 이외에 다음 증상들 중 4가지 이상이 동시에 6개월 이상 지속되어야 한다.
- 기억력 혹은 집중력 장애
- 인후통
- 경부 혹은 겨드랑이 림프절 압통
- 근육통
- 다발성 관절통
- 새로운 유형의 두통
- 잠을 자도 상쾌한 느낌이 없음
- 운동 혹은 힘들여 일을 하고 난 후 나타나는 심한 권태감

3. 위의 증상들이 다른 질환에 의한 것이 아니어야 만성 피로 증후군으로 진단된다.
- 갑상선 기능 저하증, 부신피질 기능 저하증, 빈혈, 자가면역질환, 감염성질환, 정신과적 질환, 약물 부작용 등

엑셀과 브레이크가 모두 고장난 자동차

우리의 몸과 마음은 스트레스에 대해 놀랍도록 역동적으로 반응한다. 위험을 감지하면 즉각 교감신경이 활성화되어 심장박동을 증가시키고, 호흡을 빠르게 하며, 근육에 긴장을 불어넣는다. '싸우거나 도망가라fight or flight'는 생존 반응의 발현이다. 이런 급성 스트레스 반응은 일시적으로 우리의 기능을 높여준다. 에너지 동원이 활발해지고, 주의력이 높아지며, 통증 역치가 상승하는 등 위기 대처 능력이 증강되는 것이다. 스트레스가 해소되면 부교감신경이 활성화되면서 빠르게 안정을 되찾게 된다.

그러나 만성피로증후군 환자들에게서 이 적응 반응은 왜곡되어 나타난다. 장기화된 스트레스는 자율신경계의 조절 능력 자체를 손상시켜, 병리적 피로 상태로 빠져들게 만드는 것이다. 한스 셀리에 Hans Selye는 이를 '일반적응증후군General Adaptation Syndrome'이라는 개념으로 설명했다. 스트레스가 만성화되면 초기의 저항 단계를 지나 결국 소진 단계에 이르게 된다는 것이다.

소진 단계에 다다른 만성피로 환자들에게서 나타나는 첫 번째 특징은 자율신경계 전반의 활성도 저하다. 과도한 각성을 오래 지속하던 교감신경이 결국 지쳐버리는 것이다. 스트레스에 대항하여 몸을 각성시키고 긴장시키는 것도 상당한 에너지를 쓰는 행위다. 그런데 인간의 에너지는 유한하다. 이런 상태가 오래되면 이는 에너지 대사의 저하로 직결된다. 쉽게 피로를 느끼고, 무기력해지며, 만성통증에 시달리게 되는 이유다.

흥미로운 점은 이 상태에서도 스트레스 자극에 대한 과민 반응성은 남아 있다는 사실이다. 사소한 스트레스에도 심박수가 쉽게 증가하고, 과도한 긴장감을 느끼게 되는 것이다. 평소에는 자율신경계 기능과 대사가 모두 저하가 되어 무기력하다가, 스트레스 상황에서는 또 사소한 자극에도 과민하게 반응하여 신체적 정신적 증상을 나타내는 모습은 비유하자면 엑셀과 브레이크가 모두 고장난 자동차와 같다. 엑셀을 밟아서 에너지를 내고 앞으로 나가는 것도 잘 안되고, 속도가 붙었을 때 이를 제어하고 제동하는 것도 잘 안 되는 상태인 것이다.

이는 뇌 영상 연구를 통해서도 뒷받침된다. 기능적 자기공명영상fMRI을 활용한 연구에 따르면, 만성피로증후군 환자에게서 감정처리와 스트레스 반응에 관여하는 편도체의 구조적·기능적 변화가 보고되었다. 특히 편도체가 과도하게 활성화될 가능성이 제시되었는데, 이는 감정처리의 어려움을 겪고 긴장, 불안, 스트레스 반응이 쉽게 나타나는 이유와 연결될 수 있다. 반면 전두엽과 해마 같은 기억과 집중을 담당하는 뇌 영역은 활성도가 저하되는 것으로 나타났다. 그 결과 문제 해결, 의사 결정과 같은 인지 기능은 물론, 집중력과 기억력도 함께 떨어진다.

이러한 변화는 일상에서 "머리가 멍하다", "책을 읽거나 대화를 이어가기 어렵다", "해야 할 일을 자꾸 잊는다"와 같은 브레인포그 증상으로 이어진다.

　이런 뇌 기능의 변화는 만성피로증후군 환자들의 심리적 변화와도 맞물려 있다. 이들은 대개 무기력감, 의욕 저하, 우울감에 사로잡힌 상태다. 적극적으로 문제 상황에 맞서기보다는, 수동적으로 상황을 받아들이고 체념하는 경향을 보인다. 여기에는 세로토닌, 도파민 등 신경전달물질의 불균형도 관여한다. 스트레스가 지속되면 뇌내 세로토닌 농도가 감소하는데, 이는 기분 저하와 불안감 증가로 이어진다. 또한 만성 스트레스는 보상 회로를 담당하는 도파민 시스템의 기능 저하를 초래해, 삶의 동기와 흥미를 잃게 만든다.

　더불어 시상하부-뇌하수체-부신 축HPA axis의 기능 이상도 만성피로증후군의 병태생리에서 중요한 역할을 한다. 만성 스트레스에 노출되면 코티솔의 과다 분비가 유발되고, 이는 해마 위축과 같은 뇌 구조적 변화를 초래한다. 장기적으로는 HPA 축의 기능이 불안정해져, 어떤 환자에서는 코티솔이 계속 과다하게 분비되고, 또 다른 환자에서는 오히려 저하되는 양상이 나타나기도 한다. 이러한 조절 실패가 피로감을 더욱 심화시키는 원인이 된다.

　이처럼 만성피로증후군은 자율신경계와 내분비계, 뇌 구조와 기능의 광범위한 변화를 동반하는 질환이다. 단순히 피로감이 지속되는 것이 아니라, 생리적 조절 시스템 전반이 무너지는 상태에 놓이게 되는 것이다. 따라서 만성피로의 치료는 단순히 피로감의 개선을 넘어, 교란된 뇌기능과 자율신경계의 재조정을 목표로 해야 한다. 나아가 인지, 정서, 행동 전반에 걸친 재균형을 이뤄내는 것이 필요하다. 이는 생활습관의 개선, 정서적 지지, 심리적 문제에 대한 치료 등 통합적 접근을 통해 비로소 가능할 것이다. 무엇보다 자율신경계의 항상성 회복은 우리의 삶 전체를 재건하는 과정이 되어야 한다. 스트레스에 압도당하지 않고, 깨져 있는 몸과 마음의 균형을 되찾아가는 여정 말이다.

스트레스 반응 단계

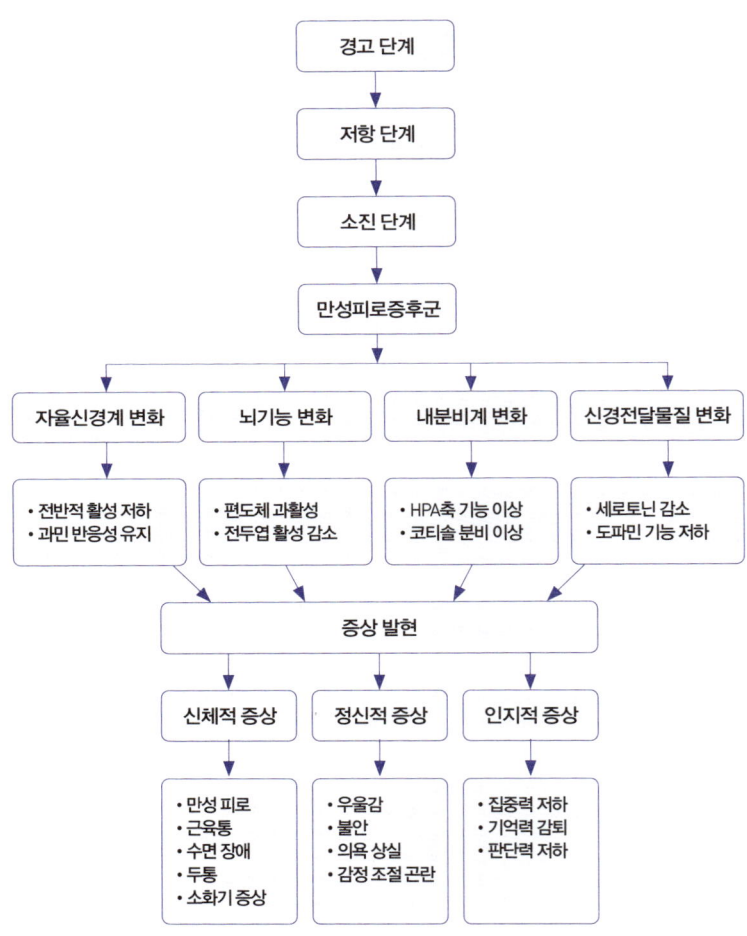

한의학에서 바라본 만성피로

한의학에서도 만성피로를 단순한 피로감이 아닌, 인체의 항상성 유지 기전에 문제가 생긴 상태로 본다. 특히 대표적으로 '기허氣虛'와 '혈허血虛'라는 개념을 통해 만성피로의 병리를 설명하고 있는데, 이는 현대적인 연구들이 밝혀내는 사실들과 매우 부합한다.

기허는 만성피로의 주요 변증 유형 중 하나로, 전신 허약, 피로감, 숨이 차고 짧아짐, 말소리가 작아지고 힘이 없어짐, 식은땀이 남, 식욕 감퇴 등의 증상을 특징으로 한다. 이는 에너지의 생성과 순환에 문제가 생긴 상태를 의미하는데, 현대적 연구로는 미토콘드리아 기능 저하로 인한 에너지 대사 장애와 연관이 있다. 실제로 만성피로 환자들에게서 미토콘드리아 기능 이상이 관찰되며, 이는 피로감과 무력증의 핵심 기전으로 여겨지고 있다.

한의학적 개념인 기허氣虛에서는 신체증상뿐 아니라 정신적 권태감 등 정신적 변화에도 주목한다. 앞서 언급했듯 만성피로에서 나타나는 에너지 대사 저하는 단순히 신체적 피로감만 일으키는 것이 아니라, 뇌기능과 신경전달물질 변화로 인한 인지 기능 저하, 정서적 불균형과도 밀접한 관련이 있다. 뇌는 우리 몸에서 가장 많은 에너지를 소비하는 기관인데, 에너지 공급이 원활하지 않으면 뇌기능 전반에 영향을 미치게 된다. 기허 상태에서 흔히 나타나는 브레인포그, 인지력 감퇴, 집중력 저하, 우울감, 의욕 상실 등은 이러한 뇌 에너지 대사 이상과 연관된 증상으로 볼 수 있겠다.

또한 기허는 자율신경계의 전반적인 기능 저하와도 관련이 있다. 기의 순환이 원활하지 않다는 전통적인 표현은 교감신경과 부교감신경의 균형이 무너진 것을 의미한다. 자율신경계의 조절 능력이 떨어진 것이다. 이는 만성피로의 주요 병리생리학적 기전 중 하나로, 자율신경계 이상은 호흡 불편감, 근육통, 수면장애, 소화기능 이상 등 다양한 증상을 유발한다.

한편, 혈허血虛는 기허와 더불어 만성피로의 또 다른 중요한 병리적 특성이다. 한의학적 개념인 혈은 우리 몸의 영양 공급과 순환 과정을 의미한다. 혈허 상태에서는 조직으로의 영양분 공급이 원활하지 않고, 노폐물 배출이 제대로 이루어지지 않게 된다. 이는 만성피로의 주요 증상인 피로감, 어지러움, 근육통, 신체의 건조함, 손발의 차가워짐과 창백함 등과 밀접한 연관이 있다.

혈허의 개념은 빈혈, 영양 결핍과도 상통하는데, 철분, 비타민 B12 등의 부족은 산소 운반 능력을 떨어뜨려 피로감을 유발하게 된다. 하지만 혈허는 단순한 영양분 부족 이상의 의미를 내포하고 있다. 얼굴색 창백, 입술 건조, 현훈, 가슴 두근거림 등 혈허의 주요 증상들은 순환 기능 저하와 밀접한 관련이 있는데, 이는 만성피로 환자들에게서 흔히 관찰되는 순환의 저하, 저혈압 등의 증상과도 연결 지어 생각해볼 수 있겠다.

또한 영양분의 공급과 운반은 우리 몸의 조직 재생과 복구를 위해서도 필수적인데, 혈허 상태에서는 이런 회복 기능이 저하되어 있다. 이는 만성피로 환자들에게서 흔히 나타나는 상처 치유 지연, 감염에 대한 취약성 등과 연관 지어 설명할 수 있겠다.

이처럼 한의학의 변증 유형들은 만성피로의 다양한 병리적 측면을 반영하고 있으며, 현대 의학의 연구 결과들과도 일맥상통하는 부분이 많다. 기허와 혈허의 개념은 에너지 대사, 순환 기능, 자율신경계 조절 등 만성피로의 핵심 병리를 포괄하고 있으며, 내분비계 및 정신의학적, 면역학적 변화 등을 자연스럽게 설명해주고 있다.

기허(氣虛)

1. 에너지 대사 저하
   - 미토콘드리아 기능 저하: 전신 허약, 피로감, 운동능력 저하
   - 뇌 에너지 대사 저하, 신경전달물질 변화: 권태감, 인지기능저하, 불안, 우울, 의욕저하, 집중력, 기억력 저하

2. 자율신경계 이상
   - 교감/부교감 신경 불균형: 호흡 불편감, 숨가쁨, 식은땀, 근육통, 수면장애, 소화기능 저하, 식욕부진

혈허(血虛)

1. 영양 및 순환 장애
   - 빈혈/영양결핍: 피로, 어지러움, 근육통, 창백함
   - 순환기능저하: 두근거림, 저혈압, 수족냉증, 피부 건조

2. 조직 재생, 회복기능 저하
   - 상처치유지연, 근육회복 지연, 감염 취약성 증가, 잦은 감기

누구보다 치열하게 살아왔기에

만성피로로 인한 다양한 신체적 정신적 증상들은 당신이 그 누구보다도 치열하게 살아왔다는 증거다. 그러나 이제 당신의 몸과 마음은 그 무게를 더는 견딜 수 없다고 말하고 있다. 극심한 피로감, 무기력함, 인지 기능의 저하. 이것은 단순히 좀 더 노력해서 해결될 문제가 아니다. 그동안 쌓인 피로와 스트레스가 당신의 몸에 신호를 보내는 것이다. 이제는 스스로의 몸을 돌볼때가 되었다는 나의 몸과 마음의 신호 말이다.

당신은 당신의 삶에서, 당신의 가정에서, 당신의 직장에서 최선을 다해왔다. 때로는 무리해서라도 앞으로 나아가려 노력했고. 문제를 해결하기 위해 고민했다. 책임져야 할 것이 있으면 책임지려 노

력했고, 주변에 돌봐야 할 사람이 있으면 돌봐주었다. 이제는 당신 자신을 돌볼 차례다. 만성피로는 결코 당신의 나약함이나 무능함을 의미하지 않는다. 그것은 그동안 얼마나 치열하게 살아왔는지를 보여주는 증거이자, 이제는 쉼과 회복이 필요함을 알리는 신호다.

먼저 충분한 휴식을 취해야 한다. 잠시 멈추고 쉬는 것은 매우 큰 용기가 필요한 일이지만, 지금 당신에게 가장 중요한 것은 재충전의 시간이다. 그리고 규칙적인 식사, 충분한 수면, 가벼운 운동. 이런 사소하지만 중요한 것들부터 챙기며 기본적인 자기 돌봄의 시간을 가져보자.

스트레스와 걱정, 불안으로부터 잠시 거리를 두고 이를 다루는 방법을 배우는 것도 중요하다. 명상이나 심호흡, 자신만의 취미 활동 등을 통해 마음의 평온을 되찾아보자. 가까운 사람들과 소소한 일상을 나누며 정서적 지지를 받는 것도 도움이 된다.

무엇보다 자신을 비난하지 말아야 한다. 지금의 상황은 당신 탓이 아니다. 만성피로는 우리 몸과 마음이 보내는 적신호이자, 삶의 방식에 대한 근본적 성찰을 요구하는 메시지다. 이 신호에 귀 기울이는 것, 그것이 진정한 회복의 시작이 될 것이다.

당신은 지금 인생의 전환점에 서 있다. 만성피로를 겪으며 느끼는 무기력함과 절망감은, 역설적이게도 새로운 삶을 향한 첫걸음이 될 수 있다. 무너진 건강을 회복하고, 내면의 균형을 되찾는 여정. 그

길 위에서 당신은 새로운 자신과 마주하게 될 것이다.

　이 모든 과정이 쉽지만은 않겠지만, 포기하지 말자. 천천히, 그리고 꾸준히 자신과 마주하는 시간을 가지자. 작은 변화들이 모여 큰 힘이 될 것이다. 무엇보다 자신을 사랑하고 아끼는 마음을 잃지 말자. 당신의 건강과 행복이 가장 소중한 가치라는 것을 잊지 말자. 비록 지금은 힘들지만, 이 터널을 지나 당신은 반드시 새로운 삶을 만들어갈 수 있다. 마음을 다해 자신을 돌보고 이해하려 노력한다면, 분명 극복해 낼 수 있을 것이다.

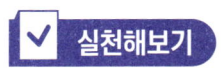

움직임과 멈춤의 조화, 걷기

걷기, 만성피로 극복을 위한 최적의 운동

만성피로는 육체적, 정신적 에너지가 고갈된 상태다. 이런 상황에서는 휴식이 절실히 필요하지만, 동시에 에너지 대사를 다시 증진시켜 기력을 회복하기 위한 적절한 신체 활동 또한 요구된다. 이 모순적인 상황에서 가장 이상적인 운동이 바로 걷기다.

걷기는 에너지 대사를 향상시키고 피로 회복에 도움을 준다. 걷기를 하면 근육이 수축과 이완을 반복하면서 에너지 소비가 활발해진다. 이는 지방과 당의 분해를 촉진하여 에너지원을 공급하고, 피로물질의 배출을 돕는다. 동시에 걷기 중에는 혈액순환이 개선되어 산소와 영양분의 공급이 원활해지고, 이는 세포의 에너지 생산 능력을 높이는 데 기여한다.

걷기의 건강 효과는 현대 연구를 통해서도 입증되고 있다. 임상연구에서 만성피로증후군 환자들에게 12주 동안 걷기 등 유산소운동을 점진적으로 강도를 올려가며 지속하게 했다. 그 결과 피로감, 휴식기 수축기 혈압, 작업 능력, 우울증 점수, 정신적 피로, 주의력과 인지능력이 모두 개선된 것으로 나타났다. 참가한 만성피로증후군 환자들의 91%는 스스로도 12주간의 운동 후 자신이 더 나아졌다고 평가했다.

특히 만성피로에 시달리는 현대인들에게 걷기는 더욱 값진 운동법이 될 수 있다. 걷기는 특별한 장비나 기술이 필요 없어 누구나 쉽게 시작할 수 있고, 장소와 시간에 구애받지 않아 일상 속에서 실천하기에 매우 용이하기 때문이다. 또한 자신의 몸 상태에 맞게 속도와 강도를 조절할 수 있어, 무리하지 않고 건강을 회복해 나가는 데 안성맞춤이다.

만성피로 환자를 위한 걷기 처방

만성피로로 고통받는 분들을 위해 단계별 걷기 운동법을 소개한다. 자신의 몸 상태에 맞게 천천히 단계적으로, 그리고 꾸준히 실천해보자.

🚶 Step 1 | 걷기 전 준비운동 (5~10분)

- 가벼운 목 돌리기, 어깨 돌리기로 상체의 긴장을 풀어준다.
- 제자리에서 천천히 걸으면서 발목, 무릎, 골반 관절을 부드럽게 움직여준다.
- 허리와 햄스트링, 종아리 근육을 가볍게 스트레칭해준다.

🚶 Step 2 | 본격적인 걷기 (초보자의 경우 10분부터 시작)

- 평지에서 편안한 속도로 걷기 시작한다.
- 숨이 약간 찰 정도의 강도가 적당하다.

- 천천히, 짧은 거리부터 시작한다.

🚶 Step 3 | 바른 자세와 호흡에 집중하며 걷기
- 허리를 펴고, 어깨를 펴서 바른 자세를 유지한다.
- 복식호흡을 하듯 깊고 느리게 호흡한다.
- 들이마시고 내쉬는 호흡에 집중하며 걷는다.

🚶 Step 4 | 걷기 시간과 거리 점진적으로 늘려가기
- 첫 주에는 하루 10분씩, 주 3회 걷기 운동을 한다.
- 다음 주부터는 걷는 시간을 5분씩 늘려간다.
- 20-30분까지 걷기 시간을 늘린 후, 거리를 조금씩 늘려간다.

🚶 Step 5 | 걷기 후 휴식과 수분 섭취
- 걷기 운동 후에는 반드시 휴식을 취한다.
- 물을 충분히 마시며 에너지를 보충하고 피로물질을 제거한다.
- 스트레칭으로 긴장된 근육을 풀어준다.

🚶 Step 6 | 꾸준히 지속하기
- 일주일에 3~5회, 하루 30분 이상 걷기 운동을 지속한다.
- 컨디션이 좋지 않은 날은 무리하지 말고 휴식을 취한다.
- 무리하지 않고 꾸준하게 하는 것이 가장 중요하다!

주의사항

1. 만성피로로 인해 체력이 많이 저하된 경우, 초기에는 5분에서 10분 정도의 짧은 시간부터 시작해보자.
2. 걷기 운동량은 서서히 늘려가되, 피로감이 누적되거나 몸이 무겁게 느껴지면 하루 이틀 쉬는 것이 좋다.
3. 개인의 체력과 증상에 맞게 걷기 운동을 조절하는 것이 중요하다. 몸의 신호에 귀 기울이자.
4. 지나친 운동은 오히려 피로를 가중시킬 수 있으므로, 몸 상태를 잘 살피며 적당한 수준을 유지하는 것이 좋다.
5. 규칙적인 운동, 충분한 수면, 균형 잡힌 식단 등 건강한 생활 습관과 함께 병행하면 더욱 효과적이다.

걷기는 우리 몸의 자연 치유력을 북돋우는 가장 부드러운 방법이다. 느리지만 꾸준한 걸음으로, 어느새 당신은 만성피로를 이겨내고 건강한 삶의 활력을 되찾게 될 것이다. 지금 바로, 작지만 소중한 그 첫걸음을 내딛어보자.

걷기와 명상의 만남, 마음챙김 걷기

책의 앞부분에서 마음챙김 명상Mindfulness에 대해서 소개했었다. 마음챙김은 현재 순간에 의도적으로 집중하며, 자신을 둘러싼 환경과 자신의 신체적 감각을 있는 그대로 받아들이는 상태를 말한다. 자율신경계 이상으로 인한 다양한 신체적 증상을 완화시키고 스트레스를 관리하는 데에도 큰 도움이 된다고 말씀드렸다.

마음챙김 명상을 할 때는 기본적으로 호흡에 집중을 하는 형태로 하는데, 마음챙김을 걷기에 접목시켜서 하는 '마음챙김 걷기'도 있다. 걸으면서 호흡, 발걸음, 걸으면서 느껴지는 주변 소리와 풍경, 환경 등에 마음을 집중하는 것, 이것이 바로 마음챙김 걷기의 핵심이다.

이렇게 걷는 동안 마음챙김 상태를 유지하면 어떤 효과가 있을까? 먼저 스트레스 감소와 정서 안정에 도움이 된다. 연구에 따르면 마음챙김 걷기는 불안, 우울, 스트레스 등의 부정적 정서를 감소시키고, 자존감과 삶의 질을 높이는 것으로 나타났다. 또한 마음챙김 걷기는 주의력과 집중력 향상에도 효과적이다. 걷는 동안 호흡과 걸음에 집중하는 과정에서 자연스럽게 주의력이 향상되고, 이는 인지 기능 개선으로 이어진다. 특히 만성피로 환자들에게 마음챙김 걷기는 더욱 유용할 수 있다. 만성피로는 신체적 증상뿐만 아니라 우울, 불안, 스트레스, 인지력과 집중력 저하 증상을 동반하는 경우가 많은데, 마음챙김 걷기는 이러한 증상 완화에 도움이 되기 때문이다.

마음챙김 걷기 실천법

이처럼 만성피로 회복을 위한 최적의 운동인 걷기를 마음챙김상태에서 할 때, 지친 심신에 활기를 불어넣으면서도 불안이나 우울, 스트레스를 낮출 수 있다는 큰 장점이 있다. 그럼 한번 따라해볼까?

🚶 Step 1 | 준비하기

우선 걷기에 적합한 장소를 선택한다. 조용하고 공기 좋은 공원이나 숲속 산책로가 이상적이다. 평화로운 분위기 속에서 걷다 보면 자연스럽게 마음이 가라앉고 내면에 집중하기 좋다. 걷기 전에 편안한 복장으로 갈아입는다. 본격적으로 걷기 전에 간단한 스트레칭으로 몸을 풀어준다.

🚶 Step 2 | 기본 자세 취하기

허리를 쭉 펴고 곧게 서는 게 중요하다. 하지만 힘을 너무 주기보단 자연스럽게 편안한 자세를 취한다. 가슴은 활짝 펴서 숨을 깊게 들이쉴 수 있도록 한다. 양팔은 자연스럽게 내리고, 어깨에 힘을 뺀다. 손은 자연스럽게 펴거나 힘을 주지 않고 가볍게 쥔다.

🚶 Step 3 | 호흡에 집중하며 걷기

자연스러운 자세가 되었다면, 이제 호흡에 집중하며 걷기 시작한다. 숨을 천천히, 깊게 들이마셔 본다. 맑은 공기가 폐 깊숙이 스며드는 것을 느낀다. 내쉴 때도 숨을 느끼며 천천히 내쉬어 본다. 따뜻해진 공기가 몸 밖으로 빠져나가는 감각을 느낀다. 이렇게 깊고 느린 호흡에 집중하면서 걸음을 옮긴다. 내 호흡의 리듬에 걸음을 맞춘다고 생각하면 된다. 걸으면서도 계속 호흡에 집중한다.

🚶 Step 4 | 발걸음에 마음 싣기

호흡이 익숙해지면 이제 발걸음에 집중해 볼 차례이다. 발이 들리는 순간, 발꿈치가 지면에 닿는 순간 등 걷는 순간순간을 또렷하게 느껴본다. 지면과 닿는 작은 진동까지 섬세하게 느끼는 것이다. 걸음에 집중하다 보면 미래에 대한 생각으로 인한 걱정과 불안, 과거에 대한 생각으로 안한 후회와 자책, 우울감은 어느새 사라지고 머릿속이 오롯이 고요해진다. 늘 미래나 과거에 대한 생각에만 머물렀던 내가 아닌 지금 이 순간, 내 발걸음에만 온전히 존재하게 되는 거다.

🚶 Step 5 | 주변 환경 감각하기

호흡과 걸음에 어느 정도 익숙해지면, 이제 주변 환경에 집중한다. 걸으면서 주위의 소리에 귀를 기울인다. 바람이 나뭇잎을 스치는 소리, 저 멀리서 들려오는 새소리, 내 발걸음 소리까지. 온갖 소리에 귀 기울인다.

주변을 둘러보고 풍경을 느끼면서 걷는다. 햇살에 반짝이는 나뭇잎들, 길가에 핀 꽃들, 저 멀리 보이는 녹색 산과 푸른 하늘. 자연의 경이로움을 온 감각으로 느낀다. 계절의 냄새도 느껴본다. 봄의 꽃내음, 여름의 푸른 향기, 가을의 낙엽 냄새, 겨울의 찬 공기. 자연이 주는 선물에 코를 맡긴다. 걷는 동안 다양한 감각들을 통해 주변 환경과 교감한다. 그러다 마음이 딴 데로 가면 다시 호흡과 발걸음으로 돌아온다.

🚶 Step 6 | 걷기 명상 일상화하기

처음엔 10분, 길어야 20분. 무리하지 말고 천천히, 매일 조금씩 걷기 명상을 해본다. 걷기 명상을 마친 후엔 잠시 그 자리에 서서 호흡을 가다듬는다. 고요한 마음을 느끼고, 걷기 명상을 통해 알아차린 것들을 되새겨본다.

매일 걷기 명상을 하면서 내 몸과 마음의 변화를 관찰해 본다. 어떤 생각과 감정이 일어났다가 사라지는지, 걷기 전과 후에 내 상태가 어떻게 다른지 눈여겨보는 것이다. 나아가 걷기 명상을 통해 얻은 통찰을 일상에 적용해 본다. 걸을 때처럼 삶의 순간순간에 온전히 집중하는 연습을 해보는 것이다. 차 한 잔을 마실 때도, 사랑하는 이와 대화를 나눌 때도 온 마음을 다해 그 순간에 머무르도록 집중해보자. 당신은 매순간 그 장소에 온전하게 머무르며 온전한 행복을 느끼는 방법을 배우게 될 것이다.

에필로그

내 몸과 마음을 이해할 수 있게 된 시간
당신은 반드시 지금보다 나아질 수 있습니다

긴 여정이었습니다. 자율신경계라는 우리 몸의 숨은 조율자를 이해하기 위한 시간이었죠. 우리가 가졌던 신체적, 정신적 불편함들은 아주 다양한 얼굴을 가졌습니다. 공황장애, 불안장애, 기능성 소화불량, 과민성대장증후군, 과민성방광, 긴장성 두통, 어지럼증, 불면증, 만성피로, 브레인포그 같은 다양한 질환의 이름으로 불리기도 하고, 누군가에게는 그저 "네가 너무 예민해서 그래!"라는 말처럼 별거 아닌 것으로 여겨지기도 합니다. 그러나 그동안 겪어온 온갖 불편함의 이면에는 모두 무너진 자율신경계의 균형이 자리 잡고 있었습니다.

책을 덮는 지금, 저는 당신 마음속에 한 가지 변화가 일어났기를 바랍니다. '내 몸과 마음이 어떤 상태인지 조금은 이해할 수 있게 됐구나'라는 묘한 깨달음 말입니다. 또는 '그동안 내가 불편함을 겪었던 게 아무런 이유가 없거나 단순히 예민한 성향 때문인 것은 아니었구나' 정도여도 충분합니다.

저에게 진료를 받으셨던 한 환자분의 말씀이 떠오릅니다. 약 3개월 간의 치료를 마무리하는 시점에서 이렇게 말씀하셨어요. "저는 이렇게 불편한 걸 평생 참고 살아야 하는 줄 알았어요." 병원을 전전했지만 명확한 원인도, 뾰족한 해결책도 없었던 괴로움의 시간들. 자율신경계에 대해 공부하기 전에는, 우리는 그저 덮어두고 살아야 할 불편함 또는 타고난 예민함이라고만 여겼을지 모릅니다.

하지만 이제는 다릅니다. 우리는 압니다. 그 고통에는 이유가 있었다는 것을요. 오래된 스트레스와 누적된 피로가 만든 자율신경계의 혼란이 보내는 적신호였음을 깨달았습니다. 이는 그만큼 당신이 치열하게 살아왔다는 증거이자 이제 스스로를 돌봐야 한다는 몸과 마음의 신호입니다.

변화를 위해 포기하지 않고 시작해야 한다

물론 변화가 쉽지만은 않습니다. 삐걱대던 자율신경의 리듬이 제자리를 찾는 데에는 시간이 걸릴 테니까요. 명상과 호흡, 운동과 휴식처럼 좋은 습관들을 새기는 것도 말처럼 쉽지 않습니다. 이런 것들을 하나하나 실천해도 생각보다 빠르게 몸과 마음의 변화가 나타나지 않아 제자리걸음을 하는 것처럼 느껴질 수도 있습니다.

하지만 포기하지 마세요. 사소해 보였던 일상의 작은 생활 습관부터 바로잡으면 됩니다. 숨 쉬는 것, 밥 먹는 것, 걷는 것 하나하나까지 어린이가 된 것처럼 새로 배우듯이 초심자의 마음으로 임해보세요. 내 몸과 마음이 나누는 대화에 귀 기울이는 연습. 그것이 자율신경계를 다독이는 가장 좋은 방법입니다.

여전히 내일은 오늘만큼 서툴 수 있습니다. 그래도 괜찮습니다. 문제를 인식하고 변화하려고 노력을 시작한 것만으로도 큰 의미가 있습니다. 지금 시작한 그 걸음이 당신을 새로운 곳으로 인도할 것입니다. 그러니 스스로에게 응원의 메시지를 보내세요.

저 역시 당신과 함께 걸어가겠습니다. 자율신경계와 친해지는 이 길 위에서 말이죠. 지금 이 순간에도, 우리의 몸은 끊임없이 변화하고 있습니다. 그 변화를 온몸으로 느끼세요. 머지않아 '평생 참고 살아야 하나 보다' 했던 몸과 마음의 상태가 '이렇게 편안해질 수 있다니'로 바뀌어 있을 테니까요.

그리고 오랜 시간이 지나 오늘을 되돌아봤을 때, 아마 이렇게 말할 수 있을 것입니다. "그때 그 고통이 있어서 내 몸과 마음을 돌아보고 스스로를 이해할 수 있었구나." 당신의 아픔은 결코 무의미하지 않습니다. 불편함을 겪고 이를 바로잡기 위해 자신을 성찰하고 새로운 변화를 일구어낸 그 모든 과정이 지금의 당신을 보다 깊고 단단한 사람으로 만들 것입니다. 그 과정을 저 또한 응원합니다. 진심으로.

참고 문헌

몸과 마음의 연결고리, 자율신경계란?
- Zalewski P, Słomko J, Zawadka-Kunikowska M. Autonomic dysfunction and chronic disease. Br Med Bull. 2018;128(1):61-74.
- Thayer JF, Sternberg E. Beyond heart rate variability: vagal regulation of allostatic systems. Ann N Y Acad Sci. 2006;1088:361-72.

검사상 이상은 없다는데요
- Shaffer F, Ginsberg JP. An Overview of Heart Rate Variability Metrics and Norms. Front Public Health. 2017;5:258.
- Kleiger RE, Stein PK, Bigger JT. Heart rate variability: measurement and clinical utility. Ann Noninvasive Electrocardiol. 2005;10(1):88-101.

심신일여(心身一如) - 몸의 건강과 마음의 건강은 다르지 않다
- Cryan JF, Dinan TG. Mind-altering microorganisms: the impact of the gut microbiota on brain and behaviour. Nat Rev Neurosci. 2012;13(10):701-12.

- Foster JA, McVey Neufeld KA. Gut-brain axis: how the microbiome influences anxiety and depression. Trends Neurosci. 2013;36(5):305-12.
- Beurel E, Toups M, Nemeroff CB. The Bidirectional Relationship of Depression and Inflammation: Double Trouble. Neuron. 2020;107(2):234-56.
- Clapp M, Aurora N, Herrera L, Bhatia M, Wilen E, Wakefield S. Gut microbiota's effect on mental health: The gut-brain axis. Clin Pract. 2017;7(4):987.

자율신경실조증 - 검사상 이상이 없다는데 왜이렇게 여기저기 불편할까요?
- Selye H. The general adaptation syndrome and the diseases of adaptation. J Clin Endocrinol. 1946;6:117-230.

공황장애 - 갑자기 세상이 무너진 것처럼 두렵다면?
- Kim YK. Panic Disorder: Current Research and Management Approaches. Psychiatry Investig. 2019;16(1):1-3.
- Clark DM. A cognitive approach to panic. Behav Res Ther. 1986;24(4):461-70.
- U.S. Food and Drug Administration. FDA requiring Boxed Warning updated to improve safe use of benzodiazepine drug class. FDA News Release. 2020.
- Kim YW, Lee SH, Choi TK, Suh SY, Kim B, Kim CM, et al. Effectiveness of mindfulness-based cognitive therapy as an adjuvant to pharmacotherapy in patients with panic disorder or generalized

- anxiety disorder. Depress Anxiety. 2009;26(7):601-6.
- Hoge EA, Bui E, Mete M, Dutton MA, Baker AW, Simon NM. Mindfulness-Based Stress Reduction vs Escitalopram for the Treatment of Adults With Anxiety Disorders: A Randomized Clinical Trial. JAMA Psychiatry. 2023;80(1):13-21.

불안장애 - 사소한 모든 것이 걱정되고 불안하다면?

- American Psychiatric Association. Diagnostic and Statistical Manual of Mental Disorders (DSM-5). 5th ed. Washington, DC: American Psychiatric Publishing; 2013.
- LeDoux JE. Emotion circuits in the brain. Annu Rev Neurosci. 2000;23:155-84.
- Feinstein JS, Adolphs R, Damasio A, Tranel D. The human amygdala and the induction and experience of fear. Curr Biol. 2011;21(1):34-8.

기능성 소화불량, 담적 - 음식뿐만 아니라 마음도 속이 더부룩하게 한다면?

- O'Mahony SM, Clarke G, Borre YE, Dinan TG, Cryan JF. Serotonin, tryptophan metabolism and the brain-gut-microbiome axis. Behav Brain Res. 2015;277:32-48.
- Jiang H, Ling Z, Zhang Y, Mao H, Ma Z, Yin Y, et al. Altered fecal microbiota composition in patients with major depressive disorder. Brain Behav Immun. 2015;48:186-94.
- Furness JB. The enteric nervous system and neurogastroenterology. Nat Rev Gastroenterol Hepatol. 2012;9(5):286-94.

- Gershon MD. The enteric nervous system: a second brain. Hosp Pract. 1999;34(7):31-52.
- Cherpak CE. Mindful eating: a review of how the stress-digestion-mindfulness triad may modulate and improve gastrointestinal and digestive function. Integr Med (Encinitas). 2019;18(4):48-53.

과민성대장증후군 - 조금만 신경써도 장이 민감해지고 불편하다면?

- Mertz H, Naliboff B, Munakata J, Niazi N, Mayer EA. Altered rectal perception is a biological marker of patients with irritable bowel syndrome. Gastroenterology. 1995;109(1):40-52.
- Dickhaus B, Mayer EA, Firooz N, Stains J, Conde F, Olivas TI, et al. Irritable bowel syndrome patients show enhanced modulation of visceral perception by auditory stress. Am J Gastroenterol. 2003;98(1):135-43.
- Tillisch K, Mayer EA, Labus JS. Quantitative meta-analysis identifies brain regions activated during rectal distension in irritable bowel syndrome. Gastroenterology. 2011;140(1):91-100.
- Mazur M, Furgała A, Jabłoński K, Mach T, Thor P. Autonomic nervous system activity in constipation-predominant irritable bowel syndrome patients. Med Sci Monit. 2012;18(8):CR493-9.
- Staudacher HM, Whelan K. The low FODMAP diet: recent advances in understanding its mechanisms and efficacy in IBS. Gut. 2017;66(8):1517-27.
- Whelan K, Martin LD, Staudacher HM, Lomer MC. The low

FODMAP diet in the management of irritable bowel syndrome: an evidence-based review of FODMAP restriction, reintroduction and personalisation in clinical practice. J Hum Nutr Diet. 2018;31(2):239-55.

과민성 방광 - 소변이 마려워 잠도 못 자고 차도 오래 못 탄다면?

- Yoshimura N, de Groat WC. Neural control of the lower urinary tract. Int J Urol. 1997;4(2):111-25.
- Merrill L, Malley S, Vizzard MA. Repeated variate stress in male rats induces increased voiding frequency, somatic sensitivity, and urinary bladder nerve growth factor expression. Am J Physiol Regul Integr Comp Physiol. 2013;305(2):R147-56.
- Lai HH, Shen B, Rawal A, Vetter J. The relationship between depression and overactive bladder/urinary incontinence symptoms in the clinical OAB population. BMC Urol. 2016;16(1):60
- Kinsey D, Pretorius S, Glover L, Alexander T. The psychological impact of overactive bladder: A systematic review. J Health Psychol. 2016;21(1):69-81.
- Burgio KL. Behavioral treatment of urinary incontinence, voiding dysfunction, and overactive bladder. Obstet Gynecol Clin North Am. 2009;36(3):475-91.

긴장성 두통 - 머리가 하루종일 무겁고 지끈거려서 힘들다면?

- Bendtsen L. Central sensitization in tension-type headache—possible pathophysiological mechanisms. Cephalalgia. 2000;20(5):486-

508.
- Miglis MG. Migraine and autonomic dysfunction: which is the horse and which is the jockey? Curr Pain Headache Rep. 2018;22(3):19.
- Aaseth K, Grande RB, Leiknes KA, Benth JŠ, Lundqvist C, Russell MB. Personality traits and psychological distress in persons with chronic tension-type headache. The Akershus study of chronic headache. Acta Neurol Scand. 2011;124(6):375-82.

어지러움 - 어지러울 때마다 일상생활을 못할 정도로 불안하다면?
- Freeman R, Wieling W, Axelrod FB, Benditt DG, Benarroch E, Biaggioni I, et al. Consensus statement on the definition of orthostatic hypotension, neurally mediated syncope and the postural tachycardia syndrome. Clin Auton Res. 2011;21(2):69-72.
- Furman JM, Jacob RG. A clinical taxonomy of dizziness and anxiety in the otoneurological setting. J Anxiety Disord. 2001;15(1-2):9-26.
- Balaban CD, Thayer JF. Neurological bases for balance-anxiety links. J Anxiety Disord. 2001;15(1-2):53-79.
- Balaban CD. Neural substrates linking balance control and anxiety. Physiol Behav. 2002;77(4-5):469-75.
- Whitney SL, Sparto PJ. Principles of vestibular physical therapy rehabilitation. NeuroRehabilitation. 2011;29(2):157-66.
- Herdman SJ, Clendaniel R. Vestibular rehabilitation. 4th ed. Philadelphia: FA Davis; 2014.

불면증 – 아무리 자려고 해도 시간만 계속 지나간다면?

- Riemann D, Spiegelhalder K, Feige B, Voderholzer U, Berger M, Perlis M, et al. The hyperarousal model of insomnia: a review of the concept and its evidence. Sleep Med Rev. 2010;14(1):19-31.
- Buckley TM, Schatzberg AF. On the interactions of the hypothalamic-pituitary-adrenal (HPA) axis and sleep: normal HPA axis activity and circadian rhythm, exemplary sleep disorders. J Clin Endocrinol Metab. 2005;90(5):3106-14.
- Wulff K, Gatti S, Wettstein JG, Foster RG. Sleep and circadian rhythm disruption in psychiatric and neurodegenerative disease. Nat Rev Neurosci. 2010;11(8):589-99.
- Smolensky MH, Hermida RC, Reinberg A, Sackett-Lundeen L, Portaluppi F. Circadian disruption: New clinical perspective of disease pathology and basis for chronotherapeutic intervention. Chronobiol Int. 2016;33(8):1101-19.
- Ueyama T, Krout K, Nguyen XV, Karpitskiy V, Loewy AD. Suprachiasmatic nucleus: a central autonomic clock. Nat Neurosci. 1999;2(12):1051-3.
- Wittmann M, Dinich J, Merrow M, Roenneberg T. Social jetlag: misalignment of biological and social time. Chronobiol Int. 2006;23(1-2):497-509.
- Conrad A, Roth WT. Muscle relaxation therapy for anxiety disorders: It works but how? J Anxiety Disord. 2007;21(3):243-64.

만성피로, 브레인포그 - 머리가 멍하고 손 하나 까딱할 수 없을 정도로 지쳤다면?

- Chaudhuri A, Behan PO. Fatigue in neurological disorders. Lancet. 2004;363(9413):978-88.
- Shan ZY, Barnden LR, Kwiatek RA, Bhuta S, Hermens DF, Lagopoulos J. Neuroimaging characteristics of myalgic encephalomyelitis/chronic fatigue syndrome (ME/CFS): a systematic review. J Transl Med. 2020;18(1):335.
- Papadopoulos AS, Cleare AJ. Hypothalamic-pituitary-adrenal axis dysfunction in chronic fatigue syndrome. Nat Rev Endocrinol. 2012;8(1):22-32.
- Myhill S, Booth NE, McLaren-Howard J. Chronic fatigue syndrome and mitochondrial dysfunction. Int J Clin Exp Med. 2009;2(1):1-7.
- Wallman KE, Morton AR, Goodman C, Grove R, Guilfoyle AM. Randomised controlled trial of graded exercise in chronic fatigue syndrome. Med J Aust. 2004;180(9):444-8.
- Tsang HW, Chan EP, Cheung WM. Effects of mindful and non-mindful exercises on people with depression: A systematic review. Br J Clin Psychol. 2008;47(3):303-22.
- Teut M, Roesner EJ, Ortiz M, Reese F, Binting S, Roll S, et al. Mindful walking in psychologically distressed individuals: a randomized controlled trial. Evid Based Complement Alternat Med. 2013;2013:489856.